新版 自覚と悟りへの道

神経質に悩む人のために

森田正馬

白揚社

まえがき

表題を「自覚と悟りへの道」としたが、ここでいう「自覚」とは、自分の心を深く掘り下げ、一番奥底にある本心をはっきりと知ることである。この自覚によって、私どもはもろもろの迷いを去り、本心の指向するところに従ってまちがいなく行動することができ、また他の人の心を見とおすことができる。またここでいう「悟り」とは、いろいろのとらわれから脱却して自由自在な境地に達することである。

それは宗教的な「悟り」にも通ずるものではあるが、しかしここでとり上げているのは古来の大宗教家の高遠な「悟り」ではなく、私どもの日常生活を明るく、楽しく、生き甲斐のあるものにするための身近な「悟り」である。

私どもの人生は、いろいろの悩みや心配に満ちているが、それは精神的なとらわれや生活態度のまちがいに原因することが多い。その典型的なものがいわゆるノイローゼであり、身体にはどこも異常はなく、人からも病人とは見えないのに、ただ自分だけが堪えがたい苦痛に悩むものである。じつは私もその体験者であるが、それはもともと精神的な原因によって起こるものであるから、薬物による治療では根本的に治すというわけにはゆかない。それを治すのにもっともよい方法は、精神的および生活的指導を通じていままでの迷いから目ざめさせ、ほんとうに生き甲斐のある生活を体得させることである。

それは、森田正馬博士が用いた方法であるが、この方法は神経症患者の症状を治すばかりでなく、人間として成長させる上に大きな効果があることは、内外の学者のひろく認めるところである。博士は、神経症治療の根本は「再教育」であるといわれたが、その「再教育」によって、いままでのわがままで病気のことばかり気にし、何もできなかった人が、一変してしっかりした活動的で明るい人間になるのである。同時に自覚を深めることによって自分の本心をはっきりつかんでいるので、人の考えにまきこまれて自分の道を見失うことがなくなるのである。

このような再教育を行なうのに必要とされることは、たとえば森田式家庭療法のように、家庭的な雰囲気の中で患者に自由に仕事をやらせ、毎日の実生活を通して体得させてゆくことと、もう一つはお互いに裸になって何でも話し合える会合をもつことである。森田博士の家では、月に一回「形外会」という会合が開かれ、みんなが自分のありのままをさらけ出して話し合い、博士の批評をもとめることにしていたが、それに出席することが私どもにとっては何よりの楽しみであった。当時をふりかえって考えると、大学生活よりもこの会の方がはるかに印象が深く、また学校教育よりも森田教育の方が自分の人間形成の上に役に立っていると思う。それはまさに「人生大学」あるいは「教養大学」とでもいうべきものであった。

当時東大の学生であり、博士の家に下宿させていただいていた私は、記録係として会場に小さな机をもち出し、座談の内容を筆記し、あとで清書して博士のお手許に届けるのが役目であった。それを博士はもう一度書き直して、「神経質」という医学雑誌に連載されたが、この雑誌の記事の中で一番多くの人々から愛読されたものである。私どもはその当時から、この記録は遠く後世に残るにちがいないし、また残すべきものであると信じて、できるだけくわしい記録をとるのに努力した。この本はその記録を現代ふうに整理、編集したものである。

なお、この座談では宗教的な言葉がかなり使われているが、それにはつぎのような理由がある。森田博士は科学者であり、どこまでも科学的にものを考え、話をされた。しかし当時、神経質症の体験療法は博士がはじめて開拓されたといってもよいくらい新しい分野であったので、説明するのに適切な科学用語がなく、むかしの経典などの言葉を引用して説明する方が便利であったからである。同時に、経典の言葉などを自由にしかも適切に使われたことは、仏教や東洋哲学についての博士の素養がきわめて深かったことを物語っている。もちろん、「神経質」に関する博士の学説と療法は、医学者として長年研究の結果確立されたもので、宗教とは直接の関係はない。しかし、若いころから仏教と東洋哲学について深い素養をもっておられたことが、分析的な西洋医学のなし得なかったことをなし遂げ、神経質症の根本的な治し方を発見されるに至った基礎条件の一つにはなっていると思われる。さらに見方を変えていうならば、博士は科学と宗教の調和する境地を開拓された、ということができる。「科学も宗教も、人間がよりよく生き、安心立命を得るためのものであり、けっして互いに排斥し合うべき性質のものではない」というのが博士の考え方であった。精神医学とともに、宗教にたいする理解の深さ、青年時代から苦しみ抜かれ、迷い抜かれた体験によって裏付けられた生きた人生哲学が、この本に収録した座談の内容を、多彩で味わい深く、人の心にしみ通る力をもつものにしていると信ずる。

終りに、この本を世におくる上に、一方ならぬ努力を払って下さった白揚社社長中村浩氏、および同社編集長小林久洸氏に、心からのお礼を申し上げておきたい。

昭和三十四年一月　水谷啓二

本書に出てくる人物はすべて実在の人であり、実名で出させていただいた。主な人物を紹介すると、つぎの通りである。（順序不同）

森田正馬　医学博士、慈恵医大教授、根岸病院顧問
高良武久　医学博士、現在慈恵医大精神科教授
古閑義之　医学博士、現在慈恵医大内科教授
野村章恒　医学博士、現在慈恵医大精神科教授
宇佐玄雄　医学博士、三聖病院長
佐藤政治　医師、根岸病院勤務
鈴木知準　当時は医学生、現在は医学博士、鈴木神経内科病院長
行方孝吉　朝日生命保険会社社員、のち、取締役社長となる
山野井房一郎　日清製粉会社会計課勤務、のち独学で公認会計士の試験にパス、現在東京青山に会計事務所をもつ。
日高元次　警視庁警察官、現在、佐賀地方検察庁副検事
黒川邦輔　軍人、陸軍少将となる。ビルマ戦線で戦死
大西鋭作　当時は東大文学部学生、現在香川大学教授
井上常七　森田博士の経営した熱海の森田館支配人を経て、現在呉竹熱海学院教師
早川章治　当時法大商学部学生で、労働基準局に勤務
香取修平　貿易会社社長
端　達郎　慈恵医大を出て、現在滋賀県日野町で開業
浦山一哉　浦山セルロイド工業会社社長を経て、現在日本ミラニーズ会社社長
倉田百三　「出家とその弟子」で名高い作家
水谷啓二　当時東大経済学部学生、共同通信社経済部長兼論説委員

目次

ある強迫観念者の告白

試験が迫ると映画にゆく

私は中学（旧制）の終りごろから高校時代にかけて、じつにさまざまの神経症や強迫観念に苦しんだ。読書恐怖、対人恐怖、間違い恐怖、性的恐怖、頭痛、不眠、心悸亢進、胃のアトニー、結核恐怖、精神病恐怖など、数え上げればきりがない。

まず読書恐怖の体験からお話ししよう。私は中学では優等生で、中学の四年修了で旧制高校に入ったが、高校ではなかなか優等生にはなれない。何しろ、英語、ドイツ語、高等数学、哲学などの教科書がひどくむずかしい上に、教授たちは学生が理解しようがしまいがそんなことにはおかまいなく、どんどん先へ進むのである。そして読むべき参考書としていろいろの書物を列挙する。私の本箱はいろんな参考書でたちまちいっぱいになったが、いわゆる「つんどく」でいっこうに読まなかった。

学期試験が近づくと、私はまったく憂鬱《ゆううつ》な気持にとざされる。何とか口実をみつけて、試験勉強にとりかかる日を一日のばしにする。いよいよ試験まであと二、三週間というころになると、私は教科書やノートを机の上に山のように積み上げる。すぐ勉強にとりかかるかというとそうではなくて、まず試験勉強の時間割をつくるのである。ところがその時間割というのが、毎日学校から帰ってすぐから夜中まで、ぶっつづけに八時間も試験勉強をする、というムリなものである。もともと実行不可能な時間割なのであるが、本人はそんなことには気がつかず、理想的な時間割をつくるのにけんめいである。こうして二日、三日は時間割をひねくりまわすだけで、かんじんの勉強は少しもしないで過ごしてしまう。

ようやく気にいった時間割ができ上がると、ねじり鉢巻をして試験勉強にとりかかるのであるが、もともとムリな時間割なので、その通りに実行できるはずがなく、せいぜい二、三時間で疲れてしまい、勉強を放棄してしまう。そして、フラフラと外に出て、映画を見たり、喫茶店に入ったりするのである。ふだんは映画などあまり見ないのに、試験前で勉強しなければならない時期になると、週に二、三回も見にゆくのだから妙である。「ちょっと気分転換に、三十分か一時間ぐらい見てこよう、それくらいなら、大して勉強のじゃまにはなるまい」などと、自分で自分の心を欺きながら映画館に入るのだが、入ったが最後、ひととおり見てしまわないと気がすまない。映画館を出るとこんどは喫茶店でレコードを聞いたりして時間をつぶし、喫茶店もしまるころになってようやく帰途につく。そして夜更けの町をトボトボ歩きながら、頭をかきむしりたいほど自責と自己嫌悪の思いに駆られる。「ああ、試験前の大事な一日を空費してしまった。何てオレは意志がよわいんだろう。こんなことでは社会に出ても、とても一人前の働きはできまい。オレみたいな奴は、乞食かルンペンにでもなった方がよさそうだ……」と、はげしい劣等感にとらわれるのである。

さむざむとした下宿の部屋に帰ると、また机に向うのだが、ボンヤリと頬杖をついて一時間もすごしてしまったり、あるいは自分で自分をはげますために、半紙に筆で、「精神一到何事か成らざらん」とか、「一寸の光陰軽んずべからず」とか、「必死必生」とか、思いつくままにさまざまの格言を書いて、それを壁や障子にベタベタはりつけた。まるで選挙事務所みたいな光景である。

こんなことで時間をつぶし、午前一時か二時になってしまう。私は宵っ張りの朝寝坊で、夜はいっこうに眠くならない。しかし明日の授業があるので寝なければならない。「今日はダメだったが、明日からは死にもの狂いで勉強するぞ」と心に誓って寝るのである。明日の勉強のためには、よく睡眠をとっておかねばならないと思うのだが、皮肉なもので眠ろうとすればするほど眠れない。映画で見た場面やら、格言やら、教授の顔やら、さまざまのものが頭の中で渦を巻いて、眠るどころの話ではない。こうして、私は毎晩不眠に悩むようになった。

こんなに不眠がつづくと、いまに身体が衰弱して死んでしまうだろうと思い、苦しくてやりきれなかった。眠るための工夫は、じつにいろいろやってみた。数字を数えれば眠くなる、と聞いたので頭の中でかぞえてみたが、一からはじまって千をこえてもまだ眠れない。運動をして身体が疲れると眠れると聞いたので、鉄亜鈴を買ってきて、寝る前にそれを振ったり、郷里の家から日本刀をもってきて、夜中にそれを振り回したりした。長髪をふりみだし、やせこけた顔に目を血走らせて、日本刀を振り回している私を、もし誰かが見たらゾッとしたことであろう。

こんなにいろいろ工夫をしてもやっぱり眠れず、午前四時、五時を報ずる柱時計の音を聞くことも多かった。眠れないまま、とうとう暁をつげる鶏鳴を聞くときなど、声を上げて泣き狂いたくなった。しまいには睡眠薬を常用するようになった。私の本棚からは、金になりそうな辞典や参考書などがしだいに姿を消し、そのあとには睡眠薬や強壮剤などの瓶がズラリと並んだ。

こんなに寝つきがわるいので、朝の目ざめもおそく、起きても頭がしびれている感じであり、キリキリと痛むこともあり、何とも不愉快であった。学校には遅刻する上に、授業時間中よく居眠りをした。そのために、授業の内容はますます頭に入らず、授業や教科書に対する嫌悪感や恐怖感はいっそうつのっていった。

いよいよ試験もあと四、五日に迫ると、せっぱつまって、すごい形相をして勉強にとりかかるのだが、わずか一週間足らずの勉強では、全課目にざっと一回目を通すことすらも不可能である。「なぜ、もっと早く勉強に手をつけなかったろう」と、後悔の思いが胸をかむのだが、もはやあとの祭である。ついには「どうともなれ」というヤケクソな気持で試験に出る。

勉強がイヤになるとともに、私は小説ばかりよみふけるようになった。そして校友会雑誌に創作を発表し、国文学の老教授から「天才である」などとおだてられたりしたので、将来は作家になろうと思ったりしたこともあった。

気違いじみた自己鍛錬

そのころの私は、自分で自分の肉体や性格が何から何まで気にくわなかった。痩せてひょろ高くて腕力がなく、容貌も鼻はあぐらをかき出歯で色がどす黒く、意志がよわくて何をやっても長つづきせず、性格は陰鬱で孤独で人づき合いがわるく、夢想的で臆病で実行力というものがまるでなく……と数え上げると一つとして良いところはなく、このままでは生きているにも値しないように思われた。このような劣等な肉体や性格を与えてくれた両親がひどくうらめしかった。

私は自分で自分の性格や体質を根本的に改造しようと決心した。改造することが可能であるかどうか、という根本問題を検討することもなく、とにかく何とかして改造するのでなければ生きている甲斐がないとまで思いつめて、自己改造に熱中したのである。

自己改造の努力が気違いじみてきたのは、やはり旧制高校に入ってからであった。寒さのきびしいころ、毎朝氷を割って身を切るような水で冷水浴をやり、そのあと裸のまま霜柱の立っている学校の運動場を四百メートル走ることを日課としていたこともあった。そして夜も、夕食後一、二時間、上半身は裸になって、ブルブルふるえながら本を読んだりした。

夏は夏で、暑さに耐える鍛錬をしなければならないと考え、あわせて「恥ずかしい」という女々しい感情を抹殺したいと思って、酷暑の日に学生服の上から厚ぼったいドテラを着込み、そのままの服装で汽車に乗って旅行したことがある。車中の人々の視線は期せずして、この奇妙な服装をした学生に注がれた。私は額から流れ落ちる汗をぬぐいもせず、客車の天井の一角をにらみ、「何くそ」と力んで真夏の暑さと恥ずかしさに耐えていた。

ひよわな自分を根本的に改造し、つよい人間にするには、このような難行苦行がぜひ必要であると信じていたのである。自己鍛錬の中でも私が一番力をいれたのは、臆病で恥ずかしがりやの自分を叩き直して、大胆で強気の人間につくりかえることであった。そのころの私には、気の弱いこと、臆病なことは男として何より恥ずべきことと思われた。

いくらか漢学をかじったことのある私の父親は、私がまだ小学校にも行かないころから、「義を見てなさざるは勇なきなり」とか、「自ら省みてやましからずんば、千万人といえども我往かん」とかいう言葉を引用して、男たる者は勇気がなくてはいけないと、くりかえして話して聞かせた。そのような言葉が不消化のまま私の心に根を張り、私をぎごちない行動に駆り立てることになったと思われる。

私が自分の弱さを意識し、気のつよい、勇気のある人間に鍛え直そうと思いはじめたのは、たしか

十一、二歳のころからである。小学六年生のときのことである。ある日私は、国道で遠くから土煙を上げて近づいてくる自動車を止めてやろうと思い、道路のまん中に両手をひろげて突っ立っていた。自動車が五十メートルぐらいの距離に近づいても逃げようとしなかった。「逃げるのは卑怯であり、気の弱い証拠だ」と思うからである。ついに自動車は私のまん前で急停車し、運転手が飛び出してきた。「とんでもないことをする小僧だ」と運転手は思ったにちがいない。ところが私は、イタズラをして運転手を困らしてやろうという気ではなく、自己鍛錬のために真面目くさってそんなことをやったのである。だから私は、なぜ運転手が飛び出してきたのか、よくわからなかった。しかし、血相をかえた運転手の顔を見て、やっと「このオレをなぐるつもりだな」と気がつき、国道の斜面を駆け下り、タンボのあぜ道を一目散に逃げ出した。けれども、逃げるのが遅かったためにまもなくつかまり、大きな掌で目から火が出るほど叩かれた。

与太者に袋叩きにされる

ほんとうの勇気とはどんなものか、という根本問題について考えるにはまだ幼なすぎたし、またほんとうのことを教えてくれる先輩もいなかった。私は向う見ずの行為をすることを勇気ある態度と思いこみ、相手や場所柄もわきまえずに自分のいいたいことをいうのを正直な態度と思いこんでいた。

中学生のころ「道を歩いていて人と行き会った場合、けっして自分の方から先によけることはしない」という誓いを立てたことがある。これも自分の気をつよくするための訓練であって、自分の方から先によけるのは、気の弱い証拠だと思うからである。こうして、誰が向うの方からやってこようとも、一切かまわないで一直線に歩いていると、大ていは向うの方から先によけてくれるものである。しかしたまにはよけないでまっすぐに歩いてくるヤツがあり、私の方でもよけないので道のまん中でドシンとぶつかり、ケンカになったこともある。

また高校生のころ、あるとき十人ばかりの与太者を相手にケンカをして、半死半生の目にあわされたことがある。気が弱く、中味の空虚な人間ほど虚勢を張りたがるものであるが、私もその例にもれなかった。私は、痩せた肩をそびやかし、大きなステッキを振り回して歩いていた。ある日のこと、友人と二人で川べりの野原を歩いていると、与太者が十人ばかり車座になってバクチをしているところに通りかかった。すると、その中の一人が私に声をかけ「あんちゃん、マッチをかせ」といった。じつは私はそのときマッチをもっていたのだが、「もってないよ」とそっけなくいった。おとなしくマッチをとり出し「はい、どうぞ」などと相手に渡すのが、気の弱い卑屈な態度に思われたからである。私はその場を通りすぎて五、六メートルも行ったとき、おもむろにポケットからマッチをとり出して、煙草に火をつけた。吐き出した煙が白く、うしろの方へ流れて行った。目ざとくそれを見つけた与太者の一人が、「野郎待てッ！」と叫んで立ち上がった。つづいてみんな総立ちになって、私の方に殺到してきた。「逃げるは卑怯」などと思っているうちに、私は与太者の一人に組みつかれ、それともみ合っているうちに、他の男に足を払われ、畑の中に突き倒された。何人もの手や足が、私の身体のいたるところをなぐり、蹴り、踏みつけた。私は畑土に顔を半分埋めながら歯を食いしばっていた。やがて引き起こされたときには、私は半ば意識を失いかけていた。私といっしょだった友人も巻きぞえをくい、二人までは腰車にかけて投げ飛ばしたが、衆寡敵せず袋叩きにあった。つまらぬ虚勢のために、友人にまでひどい迷惑をかけてしまった。

やはり高校生のころ、洪水のまっ最中の球磨川《くま》(日本三急流の一つ)を、ひとり泳ぎ渡ったことがある。川幅は洪水のためにいつもよりひろがって二百メートルくらいはあり、赤茶けた色の濁流がものすごい勢いで流れ、川の中ほどが盛り上っているように見える。その中を、上流の方から押し流されてきたワラ屋根や材木が見えかくれしながら、矢のように走ってゆく。その濁流に、岸からザンブととびこんだのである。「よさないか」「バカヤロウ」などと、岸の方で人がさわいでいる。それを聞き流しながら、私は先へ先へと泳いで行った。水流がものすごく早いので、私の身体は川下の方へどんどん流される。一度は、材木にガツンと頭をぶっつけた。私は学校の水泳部員で、泳ぎの方は多少自信があったが、プールで泳ぐのとちがってはげしい水流や渦巻にもまれるためにクタクタになり、川幅のまん中ごろまできたときには、精根尽き果てたような感じで、とても向う岸までたどりつけそうにないと思った。それでも死にもの狂いに泳ぎに泳いで、五、六百メートルほど下流でようやく向う岸にたどりついた。たどりつきはしたものの、水の冷たさとひどい疲れとで全身麻痺したようになり、岸にはい上がることができなくて困った。

まだこのほかにも、いろんなバカげたことをやった。あるときは町の盛り場で、記憶術を実演して見せ、うすっぺらなパンフレットを高い値段で売りつけていた露店商人のインチキを見破り、「義を見てなさざるは勇なきなり」と思って横ヤリを入れた。すると、商売のじゃまをされたそのテキヤふうの男は、血相をかえてふところから短刀をつかみ出し、「この野郎」とわめいてとびかかってきた。このときは私もとっさに体をかわし、全速力で逃げたが、いまにも背中をブスリとやられそうで、足も地につかない思いであった。やっと横丁に逃げこみ、迷路のようなところをぐるぐるまわって、追いかけてくる相手をまいてしまったが、じつにあぶないところであった。

生れつきと生い立ち

このような無茶な自己鍛錬をして、私がいくらかでもつよい人間になったかというと、けっしてそうではなかった。むしろますます気が弱く、憂鬱になり、絶望的になり、毎日をイライラした不愉快な気持の中ですごした。そして一方では発作的に命がけのことをやるかと思えば、一方では身体の少しの異状も気にし、少し熱感があると自分で体温や脈をはかってみたりした。身体が痩せていて何ごとにも根気がないのは結核にかかっているせいではないかと思ったり、眉毛が二、三本抜けたりすると癩病ではないかと思ったりした。道をあるいていても、少し動悸がすると、いまにも心臓麻痺をおこすのではないかと恐怖し、しゃがみこんだりした。すべてが矛盾だらけであり、しかも自分ではその矛盾に気がつかなかったのである。

こうして私が、神経症の地獄に落ちこむことになったのは、私の生れつきの性質とともに、私の幼年時代からの生活環境に原因しているように思われる。

まず私の生れつきの性格の特徴として上げられるのは、執着性がつよいということである。幼いころ、私は泣き出したら容易に泣き止まないので、母親から長泣きどんといわれていた。つまり強情な性格であって、一つのことに執着すると容易に気持がほかのことに転換しないのである。その傾向はたとえば絵を画くようなときにも現われて、普通の子供は二日もかかって一枚の絵を画くということはめずらしいのに、私は一週間も二週間もかかって一枚の絵を画く、というふうであった。中学の初めごろには一月もかかって大きな絵を画き上げ、図画の教師をビックリさせたこともある。このような執着性の対象が青年期になるとともに変ってきて、自己改造ということに執着するようになったわけである。私の関心のほとんどすべてが、この自己改造ということに集中され、自己改造のためならどんなことでもやるという極端なことになってしまったのである。それとともに私の関心が自分自身の問題に集中されたために、ほかのことには興味も感ぜず、注意もひかなくなり、環境というものからますます遊離して、自分の中にとじこもるようになった。青年時代の私の行動がきわめてぎごちなく、外目にこっけいであるのは、環境というものを無視して自己流の理論や理想から自分の行動を割り出していったからである。手っ取り早くいえば、私は現代のドン・キホーテであったわけだ。

もちろん、生れつきの性格だけでそうなったのではなく、幼年時代を育った生活環境や、親の教育のしかた、学校教育なども大いに影響しているように思う。私の父親は片田舎の小地主で、小学校の教員をしていた。田舎の旧弊な家では、長男をいわゆる後取り息子として大事にする風習があるが、私の場合もそうで、弟妹たちとはハッキリ差別をつけて大事にされた。それに私は、小さいころからひよわであったので、とくべつに保護された。父親は私に対して勉強のことではやかましくいい、毎日きまった時間そばについていて勉強させたが、ほかの家庭の雑用は何もさせず、よその子供と遊んで帰りがおそくなると機嫌がわるかった。要するに本さえ読んでおればよく、母親に帯をむすんでもらったり、女中に泥足を洗ってもらったりしても、何とも思わなかった。こんなふうであったから、私は小学校の成績はずば抜けてよく、それが両親の自慢の種であったが、勉強以外のことはひどく不器用で、運動会の競走では大ていビリかビリから二番目くらいであった。機械体操なども下手くそで、鉄棒からまっ逆さまに落ちて、右腕の肘を脱臼したりした。つまり私は、観念的な方面ではほかの子供たちより早く発達し、小学校の四年ごろには新聞小説を読むくらいにませていたが、実生活の方面ではひどく発達のおくれた、一種の片輪のような少年であった。

それでも、小地主の家という保護された環境に住んでいる間はよかった。しかし、郷里から離れた都市の高校に入学し、寮に入るとともに、非常な苦しさを感ずるようになった。集団生活の訓練を経ていない私は、寮生活になじむことができないでポツンと孤独であった。同年輩の青年たちとの温かな心の通い合いというものもなく、ただ臆病な奴、無能な奴と思われまいとしてしじゅう心を緊張させ、不自然な姿勢をとっていた。そのころ、私と同室の学生が発狂するという事件が発生し、私はつよいショックを受けた。数学の方では天才的な男であったが、だんだん様子がおかしくなってきたのである。私が机に向って勉強していると、押入の板戸をドン、ドンと叩いて妨害する。「うるさいぞ」ととがめると、「お前のように勉強したら、いまに百科事典になるぞ、アッハッハ……」と嘲笑する。しまいには、インクを私の頭からぶっかけて、顔も洋服もインクだらけにしたり、コップや灰皿などを手当たり次第に投げつけるようになった。たまりかねて舎監に申し出て、ほかの部屋に移してもらった。その学生はまもなく精神分裂症と診断されて、精神病院に収容された。私も、あの男と同じようにに気が狂うのではなかろうか――いや、もうだいぶ気が狂っているのではあるまいか――という恐怖が長い間私の頭から離れなかった。

新たに入室した部屋には、左翼理論家をもって任ずる学生がいて、「青白きインテリほどだめなものはない。お前などもプチブル意識を清算しなくちゃダメだ。おれたちは労働組合の闘士といっしょに、資本論研究会を開いているから、お前もそれにはいれ」と、反対を許さないような口調でいう。しぶしぶ、その学生にくっついて資本論研究会なるものに出てみたが、どうにもその空気になじめなくて、二、三回でやめてしまった。するとその学生が「貴様はわれわれ同志を裏切ったな。まったく見下げ果てた奴だ。学校当局に告げ口でもしたらただではおかんぞ」とおどかす。その学生と朝夕顔をあわせているのが苦しくてたまらなくなり、舎監に願い出て校外に下宿するのを許可してもらった。

しかし、下宿も私にとって安息の場所ではなかった。その下宿には同じ高校の学生が三人もいて、三人とも非常によく勉強するのである。窓ごしにのぞくと、いつも机の前に座って教科書や参考書らしいものを開いており、ろくに散歩もしない。私は自分の怠慢が責められているような感じがして、苦しくてならない。なにくそ負けるものか、と自分を励まして勉強にとりかかるのだが、一時間もすると疲れてしまって頭がしびれたようになり、本の活字もぼんやりとかすんで見えなくなってくる。ペンを投げ出して畳の上に転がり、「ああ、オレはだめだ、だめだ」と頭をかかえて悲観するのである。

神経衰弱という名の逃避行

私は自分が重い神経衰弱にかかっている、と思うようになった。勉強ができない、夜眠れない、学生生活が苦しいばかりで少しも面白くない、いつもイライラしている、頭痛はするし、胃腸の具合もわるく、疲労感がつよい……。ちかごろ多い神経衰弱症（ノイローゼ）の症状として、新聞記事や雑誌に書いてあることが、すべて自分にあてはまるように思われる。私はさらに、通俗医学雑誌などをあさり読んでいるうちに、自分は重症の神経衰弱という容易ならぬ難病にかかっているのだ、という信念をますますつよめるようになった。神経衰弱だから勉強その他のことができないのだ、もしこの神経衰弱さえ治すことができたら、勉強もドシドシできるようになるし、むずかしい本もスラスラ読めるようになるのだがなあ……と考えた。

それが、自分で自分を欺く心理であることには、もちろんまだ気がつかなかった。つまり、自分の置かれている生活環境への調和ができず、そのために苦しさを感じ、また自己改造というおかしなことに熱中して勉強をおろそかにしているのを、すべて神経衰弱という病気のせいにして、自分をなぐさめ、自分を弁護したわけであった。自分は病気だ、しかも重い病気だ、ということにしてしまえば、普通の学生のようにイヤな勉強をがまんしてまでやる必要はないわけだし、人の同情や保護をもとめることができるというものだ。すでに青年になっている私が、子供のときのような保護された環境に逆もどりするには、自分は重い病気であるとすることよりほかに道はなかった。幸い、社会には「神経衰弱」という病名が流行していて、神経衰弱を治すための注射療法その他さまざまの療法が、医学博士の肩書をもつ人たちによって発表され、「神経衰弱は厄介な病気である」ということが世間一般の常識になっていた時代であった。私が「神経衰弱」という病名をかくれ蓑にして、その中に逃避するのには、万事好都合にできていた。

もちろん、意識的に自分で自分を欺くことができるものではなく、無意識のうちに自分を欺くことになるのである。普通の人の場合、自分の心の動きについては、きわめて表層の部分だけしか意識せず、自分の心の深層にどんな気持が動いているかはまるで知らないものである。たとえば、自分の名誉欲の満足のためにやっていることを、世の人々のために自分の身を犠牲にしている、と考えたり、金もうけのためにやっていることを社会奉仕のためにやっているのだと思ったり、あるいは酒が好きで飲むのを交際のためや明日の英気を養うために飲むのだと考えたり、まことに身勝手な考え方をするものである。深く深く自分の心を掘り下げて観察した経験のある人だけが、自分の心の深層にうごめくものを知っている。

あまりに毎日が苦しいので、私は一年ばかり休学したいと思った。自分は重症の神経衰弱である、と信ずることによって、休学することについて自分を納得させるだけの理由はできたわけである。あとは校医を納得させて、診断書を書いてもらわなければならない。

私は校医のところにゆき、神経衰弱のためにまったく勉強ができないから、一年間静養を要するという診断書を書いてほしいと頼んだ。ところが校医はいくらか気骨のある男と見えて、

「君、神経衰弱なんて病気のうちにはいらんよ、スポーツでも何でもどしどしやったらどうだ。そしたら憂鬱な気分も吹き飛ぶよ」といった。

私は内心大いにあわてて、

「スポーツができるくらいなら、診断書などたのみませんよ。微熱がつづくことがあるし、いつか大学病院で診てもらったら、肺尖が少しわるいようだといわれましたよ」と、でたらめをいった。校医は私に大きな呼吸をさせながら、背中や胸に聴診器をあてていたが、「何ともないようだがねえ……。

それほど学校がきらいなら、一年ぐらい休学したらよかろう。そのうちにまた出てきたくなるよ」といって、「肺尖カタルのため一年間の静養を要す」というい診断書を書いてくれた。

明日からは学校にゆかなくてよい、と思うと、私は久しぶりに明るいのびのびした気分になった。私はさっそく荷造りをして郷里に向った。ところが、郷里の駅が近づくにつれて、私の心はしだいに重苦しく、不安になってきた。父親の承諾なしに休学届を出してしまったことに気がついたからである。意識的に父親を無視したわけではなかったが、前もって相談すれば反対されるにきまっているので、まず休学届を出して既成事実をつくっておき、その上で何とか父親を納得させようという気持が心の奥にあったことも否定できない。家に帰って、休学してきたことを話すと、はたして父親は激怒した。手足をわなわなかせながら立ち上がると、床の間の刀架に飾ってあった日本刀をつかみ、「お前を殺しておれも死ぬ」とまでいった。母親が「病気じゃものしかたがないじゃありませんか」と泣きながら父親の手にすがりついた。父親の怒りには、つぎのような理由があった。私は小学校のころ、父親独得の英才教育のおかげで、学校では抜群の成績であり、開校以来の秀才とまでいわれた。それは、父親が私にほかのことは一切やらせないで勉強させたためであって、べつに私がとくべつに頭がよかったからではない。しかし私の父親は、私の成績のよいことが将来の立身出世に直接つながるもののように考え、私の将来に非常に大きな期待をかけたのである。小地主の家に養子にきて、家庭では養父母に頭をおさえられ、社会では薄給な小学教師として一生を終らねばならなかった父親は、この子を秀才コースをたどらせ、登竜門といわれる東大を卒業させ、将来は羽振りのよい高級官吏か政治家にならせ、満たされなかった自分の夢を子供を通じて満足させたいと、いつとはなしに思うようになっていた。だから私という存在は、両親の希望のほとんどすべてであった。その私は、中学時代も優等ですごし、旧制高校には中学四年を修了しただけで入学したので、その間は父親の夢をこわさないですんだばかりでなく、その夢をますます大きく育てることになった。ところが、父親の希望そのものである私が、突如として学校を休学し、学業を放棄して帰ってきたのだから、父親が驚き、激怒し、絶望するのも無理ないことであった。

　しかし当時の私は、父親の無理解をうらみ、子供の意志の自由を認めず、子供を自分の欲望達成の道具としか考えていないと思って腹を立てた。父親は父親で、貧乏に苦しみながら苦労して恵まれた秀才コースをたどれるようにしてやったのに、神経衰弱だとかいって親に相談もなく学業を放棄するとは何という身勝手さ、何という馬鹿さ加減であるか、と思うのであった。

　私の休学によって、家庭の空気は険悪になり暗鬱になった。子供のときとちがって、もはや家庭も私にとって安住の場所ではなくなっていた。私は母親に、クドクドと苦しみを訴えては困らせた。他人の目には少しも病気らしく見えないのに、自分だけが苦しいこの神経衰弱という病気は、何と損な病気だろうと思うのだった。やがて村では、私のことを「あそこの息子は、頭がすこしヘンになったので学校をやめたのだ」というようになり、父親の英才教育の失敗をあざ笑う者もあった。そうしたことをひどく気にして、気の小さい母親は私に、「いっしょに死のう」とまでいった。

　私は昼間外に出て人に顔を見られるのがイヤになり、昼間は家にひきこもっていて、夜だけ出歩くというフクロウみたいな生活を半年ばかりもつづけた。小さな子供さえも、ひどいときは犬や猫さえも私をあざ笑っているように思えるのであった。

しまいには、呼吸も止まるかと思われるような苦悶の発作が、一日に数回もおそうようになった。部屋中をころげ回って苦しむのである。なぜそんなに苦しくなるのか、そのころはわけがわからなかったが、あとになって考えてみるとつぎのような理由によるものであった。私の表面的な心はともかく、深層には、人間として向上したい、社会人として発展したい、という欲望が燃えさかっていた。その欲望にしたがって努力しているときにのみ、心の平安は得られるものである。ちょうど走っているときに自転車の安定があるようなものである。ところが、私がやっていることといえば、休学して郷里に帰り、何もせずにブラブラしているということで、向上とはおよそ反対の退化の方向へ進んでいたわけである。たとえていえば、本心は東京にゆきたいのに、まちがって鹿児島行の急行に乗ってしまったようなもので、居ても立ってもおれないような苦しみにおそわれるのは当然のことであった。それは自ら欺く者に与えられる天の刑罰ともいうことができる。

医学の仮面かぶるインチキ療法

生来愚鈍な私は、そんなことには少しも気がつかず、何とかしてこの重症の神経衰弱を治すのが先決問題だと思っていた。神経衰弱に効くという薬は、母親にせがんで何でも買って飲んでみたし、近くの町の医者にもだいぶ通ったが少しもよくならなかった。鼻がわるいせいではないかと思って、肥《ひ》厚性《こうせい》鼻炎の手術は三度もしたし、蓄膿症《ちくのうしょう》の手術も一度やったが、少しも変らなかった。やはり地方の田舎医者ではダメだ、中央のえらい医者の治療を受けなければ……と思うのだった。

そのころ私は町の書店で、東京に病院をもつ某医学博士の『性的神経衰弱とその療法』という本を買った。人にはかくしてこっそり読んで見ると、なるほどと思わせるようなことが書いてある。神経衰弱の多くは、青年期のオナニーからおこるもので、疲労感や記憶力や読書力の減退、頭痛、不眠、不安、劣等感、心悸亢進など、すべてオナニーが原因である。そればかりでなく、過度のオナニーは性器の発育不全、遺精、夢精、勃起力減退、性交不能などいろいろの性的障害をおこす……などとオナニーの害を強調してあった。そして、この性的神経衰弱は、普通の医療では治らないけれども、自分が発見した総合ホルモン剤を二カ月ばかりつづけて注射し、同時に電気療法を併用すれば、どんな重症のものでも立派に治るものである、と説明し、巻末に治った患者の感謝の手紙と称するものを収録してあった。

まだ世間知らずであり、また人に相談するということをしなかった私は、自分はてっきり性的神経衰弱だと思いこむようになった。医学博士の肩書があり、本には医学的な術語を交えながら書いてあり、しかも治った患者の感謝の手紙が多数掲載されているのだから田舎育ちの一青年に、そのインチキが見破れなかったのはムリがないかもしれない。いわゆる近代教育を受けた青年は、新興宗教のようなものははじめから迷信だと決めて相手にしないけれども、医学的な装いをこらしたインチキ療法にはコロリと参るのである。

私は、どうしても上京して、そのえらい博士の総合ホルモン療法なるものを受けたいと思うようになった。母親に相談したが「うちもお前のためにすっかり貧乏して、金がないからのう……」といって、きき入れてくれなかった。しかし私はどうしてもあきらめられず、何度もねだり、このままではいまに気が狂ってしまう、といっておどかした。じっさい、神経質症の患者というものは、不良少年に劣らないほど親を苦しめるものである。不良少年も神経質少年も、わがままであり、自分のために周囲の者を苦しめて顧みないという点では共通している。しかも一方は不良になり反社会的になり、一方は神経質症状をおこして自分で苦しむというのは、やはり生れつきの素質がもっとも大きな原因になっているのであろう。つまり不良少年の場合は意志薄弱性であって向上心が弱く、神経質者の場合は向上欲がつよい、という相違があるように思われる。

母親もついに私の強請に負けて、最後の貯金を一文のこらず出して私に渡してくれた。「あとでお父さんに、どんなに叱られるかわからない」といって、涙をいっぱいためて見送る母に、「こんどこそきっと治って帰ってきます」といって、私は東京に旅立った。あとで母親は、癇癪持の父親に、「とんでもないことをする」といって、顔半分青黒く腫れ上がるほどなぐられたそうである。とんでもないことをする、といった父親の判断は正しかった。しかしまた、母親の愚かな愛情は、私に東京で森田博士という善知識にお目にかかるという、私の生涯を通じての最大の幸運を与えてくれたのである。

某博士の総合ホルモン療法を受けて、一時的には暗示のためによくなった気もしたが、これも束の間で何の効果もないことがわかった。いまの金にして、十万円以上のものを払わされたが、少しもよくならないので、私はまったく絶望してしまった。貯金のありったけを母親からしぼり取り、こんどはきっと治って帰るといった手前もあり、どの面下げて郷里へ帰れようかと思った。

神田の古本屋街を夢遊病者のように歩いていて、ある書店で森田博士の『神経衰弱と強迫観念の根治法』という本を見つけ、それが機縁で博士にお目にかかったいきさつは、『生の欲望』という本の巻末に書いたので、ここでは省略する。

やっつけられて目がさめる

その後、一年ばかり経ってふたたび森田博士のところを訪れ、入院させていただいたがそれは普通の入院治療とはまったくちがったもので、ほんとうの人間教育であり、再教育であったと思っている。私は博士の指導によって、自分がとんでもない迷妄にとらわれていたことがわかり、自分というものを再発見したのである。

当時の、もっとも印象の深かったことを二、三記しておきたい。博士にお目にかかって入院をお願いしたところ、「君は大学の受験はどうするつもりか」と聞かれた。「準備もしていないし、とても合格する見込みはありませんから、入院して神経症を治していただき、あと一年ばかり勉強して来年受験することにしたいと思っています」と答えると、博士は語気をつよめて、「今年試験を受け給え、受けなければ入院は断る」といわれた。そのときは、ひどいことをいう医者だと思ったが、じつにそれが、私が一人前の人間となる出発点となったのである。博士は、「いわゆる神経衰弱は、これを病気として治療してもけっして治らないが、ただこれを普通の健康者としてとりあつかえば容易に治るものである」といっておられる。つまり、はじめから私を健康な普通の学生としてとりあつかい、病人あつかいにして甘やかすようなことは一切されなかったのである。

入院後、一週間の絶対臥褥《がじょく》を終り、庭に出ることを許されたころのことである。あるとき先生が庭石に腰かけて、患者たちに話をしておられた。新米の私は、一番うしろの方に立って聞いていた。ところが、その話はこれまで私が聞いたどの話にも似ていない独特のものなので、どうもよくのみこめない。私が首をひねっているのが目にとまったのであろう。博士が私の方を見て、「どうだ、水谷君、ぼくの話がわかるかね？」と聞かれた。私は、わからないものはわからないと正直に答えるべきだと思い「わかりません」といった。博士はふたたび話をつづけられたが、やがてまた「どうだ、わかったか？」と聞かれた。私はやはり「わかりません」と木で鼻をくくったような返事をした。さらに話をつづけ、三たび「わかったか」と聞かれた。それに対して私は、「少しもわかりません」と答えたのである。私としては、あくまで正直に答えたつもりであった。ところが博士は激怒され、「わしは喘息に苦しみながらみんなのために話をしているのに、君一人が〝わかりません〟とがんばるから、話の腰を折られてしまい、もう話をする気がしなくなった。君は、わしに不愉快な思いをさせた上に、わしの話を聞きたがっているほかの人たちに迷惑をかけたのがわからないのか。……こんな場合、素直な人は、〝ええ、いくらかわかります〟とかいって、適当に調子を合わせるものだ。そのときはわからなくても、〝わかります〟といっておけば、あとでわかってくるものなのだ。それが従順であり、ほんとうの正直だ。ところが君は、〝人間は正直でなくてはならない〟という、自己流の考えをどこまでも押し通そうとする。それは従順とは正反対の強情というのだ。君のような強情なヤツは治らんから即刻退院し給え！」

このときのお叱りは、骨身に徹してこたえた。いままで、私にこんなことをいってくれる人は、一人もいなかった。森田博士が私をはげしく叱責されたのは、何とかしてこの男を叩き直そうという心からであったが、そのときの私は、博士からもすっかり見放されてしまった、と思った。もはや何もかもおしまいだ。誰も彼も私を軽蔑しているように思われて、私はひとりどこかの片隅にかくれたかった。昼間自分の部屋に入ることは禁じられていたので、私は風呂場に走ってゆき、雑巾を水にぬらし、それを持って階段下のうす暗いところに行った。雑巾がけが目的ではなかった。あとからあとから流れてやまぬ涙を、人に見られたくなかったからである。

そのことを日記に書いたら、博士がつぎのような批評をされた(博士は、入院者の日記に、赤字で批評を書き入れられた)。「うすぐらいところに行って、雑巾がけをしながら泣いた態度は素直だ。悲しいときは素直に悲しむがよい。君は、自分の強情さ加減に自分ながら愛想がつきたといっているが、それは間違いだ。君の強情さが、〝正直でなくてはならない〟とかいうような、自己中心的な間違った考えから離れて、仕事の上に発揮されるようになれば、立派な仕事ができるようになる。世の成功者といわれるほどの人には、強情でない者は一人もあるまい……」

その当時からすでに幾星霜、社会人としての経験を積むにつれて、この言葉の正しさがしみじみわかるのである。私は多忙な職業にありながら、五、六冊の著書も出したがこれも強情さの賜物であろう。一冊の本をまとめようと思って手をつけたら、毎日一枚か二枚ずつでも書いてゆき、半年か一年かかってとうとう書き上げてしまうのである。よくそんな芸当ができるね、と感心する友人もいるが、芸当ではなくて性格である。今日どうやら一人前の社会人として遇されるようになったのも、思い切りのわるい性格のおかげである。おれなど記者には向かないと考え、やめようと思ったことは何度もあるが、ふみ切りがつかなくて実行するに至らなかった。そのうちに、いつとはなしに、自分の仕事に生き甲斐を感ずるようになり、やめようという気がなくなった。

以前は自分の欠点だと考えて、劣等感の原因になったことが、じつは自分の特長であることにも気がついた。欠点と特長は、同一物の裏と表であり、欠点がなければ個性も人間味もないはずだ。私という人間が、神経質で、無器用で、遅鈍であることは今も昔も変りはないが、それは半面からいうと、自己内省力があり、誠実で、仕事はおそいがねばりがある、ということにもなる。

むかしのような自己改造の努力や、自分の心をやりくりすることをすっかりやめてしまっただけに、心のしこりがすっかりなくなり自由でゆとりのある生活を楽しめるようになった。また自己改造などくだらぬことにエネルギーを浪費することがなくなったので、それだけ多く毎日の仕事にエネルギーを注ぎこめるようになった。学生時代のことを知っている私の友人は、「君は学生時代にくらべて、すっかり感じが変ったよ」というが、自己改造の努力をすっかり捨ててしまったとき、はじめて自己改造が実現した、といえるかもしれない。

I

神経症の正しい理解と治し方

1　対人恐怖はこうして治る

対人恐怖の治った実例

山野井（会社員）　私は長らく対人恐怖と書痙《しょけい》に苦しみ、これまでは多数の人の前で話をすることなどとうていできませんでした。いまもこうして立っておりますと、横隔膜が上の方へ突き上げるように感ずるのです。対人恐怖では、十年も苦しみました。私の場合は、とくに上役とか利害関係のある特殊の人にたいして恐怖を感ずるのです。いま考えるとそれは当然のことでありまして、利害関係のない人に恐怖を感ずるわけはないのであります。しかし、以前はその当然のことが当然と思えなかったのです。

二十歳ごろから人前で話をすることができなくなり、声がふるえ、人の顔を見ることができなくなり、じつに苦しい思いをしました。このようになってからは、人の表情や態度にたいして非常に敏感になり、人がちょっと変な顔をすると、自分にたいして悪意をもっているのではないか、と考えるのです。

何とかしてこんな状態から抜け出したいともがきましたが、もがけばもがくほど苦しくなるばかりでした。しかし学校の成績はよくて、一番から三番くらいのところでした。これによっても、私が負けずぎらいであることがわかります。友人や教師の前では、ほかの者に負けないという優越感を感じるのですが、嫌な人の前ではオドオドしてしまってからきし意気地がなく、三歳の児童にも劣るという状態でありました。ついでにお話しますと、私はある会社に勤めながら夜学に通っていたのですが、会社で嫌な人と顔を合わせるのが、何とも苦しくてたまらなかったのです。自分を強くしようと思って、冷水摩擦をやったり、腹式呼吸をやったりしましたけれども、少しも効果がなく、かえってわるくなるばかりでした。死んだ方がよい、と考えたこともたびたびあり、死ぬ方法などを研究したこともあります。

一昨年春のことですが、会社の仕事が忙しくて一生けんめい字を書き、手が疲れたために字を書くとき手がふるえるようになりました。そこまでは病気でもなんでもなかったのですが、これはたいへんなことになった、何とかふるえないようにならないかとあせったために書痙という神経症になりました。今から考えると、疲れれば当然手がふるえるはずのものを、欲望が大きく、気分本位で、いついかなる時でも普通に字が書きたい、書けなければならないと思ったことから、書痙を増悪させてしまったのであります。そのためにますます将来のことを悲観し、対人恐怖も増悪して、普通の人にはおそらく想像もできないほど、はげしく苦悶したのであります。森田先生の著書によって森田療法のことを知り、入院しようとしましたけれども、親たちも親類の人たちも反対したために、不本意ながら伊香保に静養にまいりました。旅館に着いてからも、到着の通知が書けませんので、女中に書いてもらったほどでありました。静養しても、もちろん治りませんので、東京に帰り大学病院に物理療法を受けにゆきましたところ、医者から「治ることは治るけれども再発する」といわれて、失望落胆しました。会社をやめて田舎に帰るように、親戚の医者にもすすめられました。しかし私としては、どうしても思い切れず、やっと父親の了解を得て森田先生のところに入院したのでした。

入院中は規定をまもって相当に働き、心残りはありませんでしたけれども、対人恐怖についてはまだ自信がありませんでした。書痙も十分よくならなかったのですが、書痙だけ治って対人恐怖が治らなくてはかえって困る、と思ったのでした。なぜなら、書痙のために長期欠勤が許されていましたので、書痙だけ治ると対人恐怖のままで会社に出なければならないからです。

退院後は会社をやめて田舎に帰るつもりでしたけれども、先生から「会社をやめては絶対に治らぬ」と忠告され、しかたなく会社にふみとどまる決心をしました。そのためには会社の重役の了解を得る必要がありますので、やむを得ず会社の重役に面会することになりました。しだいに会社に近づき、重役室の戸を叩くまでの心の不安、焦燥、苦悶は、普通の人の想像できないことと思います。

ところが、重役室に入ってあいさつし、ひとことふたこと話すうち、はじめて入院の効果が現われました。初めは声も少しふるえていましたが、のちにはスラスラと話をすることができ、話すべき時と場合も自然にわかり、こんなに愉快に話のできたことはありませんでした。この日、家に帰って森田先生への心からの感謝の手紙を書きましたが、いままで全然といっていいほど書けなかったペン字がスラスラと書けるではありませんか！　田舎へ帰ると、親たちや兄弟が、「元気になった」といっておどろきました。

周囲のいろんなことに気がつき、あれもしたい、これもしたいという気持をおさえるのに困ったくらいでした。その後会社に出て働いているうち、対人恐怖も書痙も日増しによくなり、このごろは以前に健康であったときよりズッと能率が上がるようになり、同僚とも気持よくつき合うことができ、たいへん愉快になりました。むずかしいことはわかりませんけれども、気分本位に支配されずに、必要なことは嫌でもしかたなくやるようになり、入院前は引込み思案で消極的で気持が沈滞していましたのが、今はすべてに積極的になり、偉い人にもなりたい、金持にもなりたいという欲望に燃え、当たるを幸い何でもやってのけるというふうになったのであります。

森田博士　書痙がここで治ったのは、山野井君が第二例であります。いままでは本症の病理がわからなかったために治すことができなかったけれども、私の発見によってそれが神経質の病理と同一であることがわかって、簡単にこれを治すことができるようになりました。同じ神経質症状でも、頭痛や赤面恐怖などは、本人がわるいといい、あるいは治ったといっても、それを外部からはっきり認めることはできず、本人のいうままに受けとるほかはありません。ところが、書痙の場合はその人が書いた字を見ただけで、治っていないか治ったかがはっきりわかるのであります。

平社員である山野井君が重役に会うのに、その前日には予期恐怖をおこし、その日になれば不安がしだいに高まり、重役室のドアをノックするときには、もはや絶対絶命です。これは普通の人の心理状態であって、山野井君がそれを「普通の人には想像もできないことだ」というのは、まだ少し同君の理解の足りないところといってもよいでしょう。誰でも腹がへれば食いたいし、目上の人の前では恥ずかしい。誰でも同じだということを知るのが「平等観」です。この平等観に立つとき、人にたいする思いやりができるのです。「雪の日や、あれも人の子樽拾い」という句がありますが、これは平等観に立った思いやりのある句です。たとえ酒屋の小僧でも、寒い雪の日に樽を拾いあつめたりするのはつらいにちがいありません。それなのに、自分は寒がりだからあんなことはとてもできないけれども、酒屋の小僧なら馴れているから平気だろう、というふうに考えるのを差別観といいます。この差別的な考え方にとじこもり、他人との間の障壁を高くするために、人との妥協、調和ができなくなって強迫観念はしだいにひどくなるのであります。

物ごとにはすべて、差別と平等の両面があります。たとえば、人間の顔には眼が二つ横についていることは平等でありますが、その眼のつき具合はじつに千変万化でありまして、美人もできれば醜い人もでき、威厳のある人もできれば、やさしい感じの人もできるという次第で、それが差別であります。この差別の面だけにとらわれないで、物ごとを平等と差別の両面から正しくつかむのが私のいう「事実唯真《ゆいしん》」でありまして、「事実唯真」であるとき、自分のせまい考えにとらわれて強迫観念になるようなことはないのであります。

「啐啄《そったく》同時」という言葉があります。雛《ひな》がかえるとき、卵の中から雛が殻をつつくのと、親鳥が外から殻をこわしてやるのは同時である、という意味です。もし、親鳥が雛が十分成熟していないうちに卵の殻をこわせば雛は成育不十分で死んでしまいます。一方、成熟しきった雛が殻から出られなければ、窒息して死んでしまいます。つまり、雛が健全に成育するのには、ちょうどいい時期に啐と啄が同時に行なわれるのでなくてはなりません。

山野井君の場合は、私のところで四十余日入院生活をおくっている間に、卵の中味がしだいに孵化しつつあったといえます。退院までは殻を破ることができなかったけれども、やむを得ず重役に面会したとき、はじめて啐啄が同時に行なわれて心機一転し、新しい世界に生まれることができたのであります。その生まれる前に、しばらくの間、息づまるような苦悶があったのです。それは「生まれ出ずる苦しみ」ということができましょう。いままでにも重役の前に出たことはたびたびあるけれども、ますます萎縮して苦悩するばかりであったのが、ここにはじめて機が熟して啐啄同時に行なわれ、心機一転したのであります。

なお、機を熟させる上にもっとも大事なことは、私が同君にたいして退院のときに与えた注意であります。私ははじめに、四十日の入院で治ると約束して治療を引き受けたのですが、期限がきてもなかなか治りません。それで私も少々苦しくなり、一度退院させて境遇を変え、それでも心機一転の機会がこなければふたたび入院してもらって、無理にも治してみたいという気でありました。それで同君の退院後のことが気になり、「今後はどうするつもりか」と聞いたのです。すると、同君は、「自分は生活には困らないから、会社をやめて田舎に帰り、ラクに生活しようと思う」ということでした。そこで私はたずねました。「いまの会社に勤めるのと、田舎に帰るのと、どっちが君の将来の発展に都合がよく、どっちが自分の希望するところと合致するのですか。」それにたいして同君は、「もちろん、いまの会社に勤めるのが私の将来にとっていいのですけれども、いまのような状態ではとても勤められませんから、あきらめて田舎に帰ろうと思うのです」と答えました。私は語気をつよくしていいました。「もし自分の希望に逆行して、自分の人生をしだいに退縮させてゆくならば、けっして対人恐怖も書痙も治る時期はこないだろう。私どもが生きるのは、希望があるためである。強迫観念を治そうとするのは、希望に向って進みたいためである。希望を捨てるならば、命も必要はなく、もとより病気も治す必要はないわけだ……。」山野井君は従順すぎて盲従になる傾きがあり、そのために型にはまり、私の言葉にとらわれて自由な心の働きができないというふうでありましたが、このときもさっそく私の言葉を容れて田舎に帰ることをやめ、会社に出ることになったのであります。対人恐怖も書痙も期待したほどには治らず、ラクにならない。〝これで治ったといえようか〟と私をうらんだことでありましょう。このうらみと同時に、森田のところで治らなければもうどこへ行っても治らないんだと覚悟し、やけくそになり、捨身の態度になったにちがいありません。そのときはじめて心機一転の時節が到来したのです。そして「大疑あって大悟あり」というように、苦しんだ期間や入院期間の長かったこともムダにはならず、悟ってからのちの働きがきわめて大きいという結果になったのであります。

神経質の症状は主観的なもの

日高（警察官）　私も対人恐怖で苦しみました。学校を出てから一年ばかり中学校の教師をしたことがあります。そのころ、学校の往復で生徒に会うのが苦しくてたまりませんでした。朝起きると、すぐそのことを考えて苦しみました。また、生徒は教室でよく騒ぎますが、自分にはそれをしずめる能力がないなどと考えて悲観しました。しかし先生のところに入院して体験した結果、心の置きどころがちがうようになりました。むかしは下宿で洗濯などすることはとてもできませんでしたが、いまはどしどし洗濯もやり、毎日の生活がとても愉快になりました。また以前には道で上役の人を追いこすことができず、後をついてゆきましたが、いまはあいさつして先にゆくこともできるようになりました。

森田　赤面恐怖や対人恐怖の人はなかなか多い。日高君も、山野井君もそうです。ところで、この両君の最近の元気さはどうです。これが対人恐怖だったかと思うと、不思議ではありませんか。

いまここに出席しておられる古庄さんは、お茶をのむとき、その手がふるえてお茶をこぼすようになる。それが苦になって、お茶の出るような会合には出られなくなったというのです、〝書痙〟と同じ性質のもので、〝茶痙〟とでも名づけたらよいでしょう。私が、ご本人に代ってそのことをみなさんにご紹介するわけは、自分のわるいところを告白すること、つまり懺悔《ざんげ》することによって、早く治ることができるからであります。もし自分から進んで告白することができれば、いっそう早く治ります。古庄さん、あなたは茶痙のことを私に紹介されると、恥ずかしいでしょう。人前で恥ずかしいのは当然のこと、しかたのないことと観念できるようになれば、そのふるえることがすっかり治るのであります。日高君でも山野井君でも、治った人はみな、自分は恥ずかしがりやであり、人前に出ればまごつくし、演説をしても声がふるえる、とかいうことをありのままに告白することができるのであります。

さて、山野井君は自分がすっかり治っただけでなく、多くの神経質患者を治してやることができたということであります。私のところではほんとうに治った人は、山野井君のように他の神経質症状に苦しんでいる人を指導することができます。

それにつけても、私がいつも残念に思っていることは、一般の医者が神経質症の本態を知ってくれないことです。神経質症は、治った人はみなよくわかるとおり、じつは病気ではないのです。神経が衰弱しているわけでもありません。それは主観的のものであり、精神的のものであります。それで神経質症状の体験のある人には、その真髄がわかりますけれども、体験のない者には医者であっても容易にその本態がわからないのであります。外科的な疾患や伝染病などは物質的であり客観的であるからわかりやすいけれども、主観的、精神的なものはわかりにくいということはいえます。しかしながら、細菌を顕微鏡でしらべるのと同じような骨折りで、推理、判断を働かせることによって体験はなくとも知ることができるのであります。

私の著書は、どれもできるだけわかりやすい言葉を使って書いてあります。著書の内容の真実性や深さというものは、使ってある言葉のやさしさやむずかしさには少しも関係はありません。ところが、一般の医者は、私の『神経衰弱と強迫観念の根治法』のようなものは通俗書だと思ってはじめから手に取らず、『神経質の本態と療法』のような少しこみ入ったものは面倒だと思ってロクに読まないというふうであります。

とくに日本の学者には、学問というものを通俗と実用から高くかけ離さないと威信を失う、というような虚栄心がつよくはないか、と思われるのであります。たとえば医者が、ドイツ語でいわなければ医者らしくないように思うのもそれであります。

むかし万葉仮名で書かなくては学者でないと思われた時代がありました。またその後の時代も久しく学者は、漢文で書かなくては人から軽蔑されると考えていましたから、日常の言葉で書くのとちがって表現が思うようにゆかず、そのために文芸や学問の進歩がさまたげられたということは、否定できないことであります。ところがそのような時代にも、女性ならば学者でないから、俗語や仮名文字をつかって思うままに書いてもさしつかえないと考えられたために、〝源氏物語〟とか〝枕草子〟のようなものができて、かえって女性によって文学の先鞭をつけられたのであります。これは藤岡という文学博士の説でありますが、私も同感であります。こんなわけですから、人間生活の実際を離れて、お高くとまり、学者ぶるというのはよくないことであります。

自分を赤裸々に打ち出すこと

中島　私は赤面恐怖と対人恐怖のために九年間も悩みました。大霊道というものに入ったり、気合術を試みたり、あるいは教会に行って信仰生活に入ろうとしましたが、みんな失敗に終りました。おしまいに断食療法をやってそれでもダメなので、先生のところに入院することになりました。入院してからは、よく漫談で時間をつぶしました。理屈をこねたりしましたので、先生から〝漫談の会長〟というアダ名をいただきました。夜寝るときなどこのことを考えて悲しくなったこともあります。

入院して四十七日目に、先生から「君がいると、ほかの患者に悪影響を及ぼすから」という理由で、退院を命ぜられました。私としては、そのことのあった三日ぐらい前からまじめな気持になっていましたので、残念でたまりませんでした。しかし退院してみると、ずいぶん自分が変っていることに気がつきました。いままでのように苦しくてたまらぬということはなく、何でもスラスラとでき、人との応待もスムースにゆくようになりました。それでいて、べつに私の面の皮が厚くなったというわけでもありません。また、そうなろうとしたところで、なれるものではありません。ただ、恥ずかしいことは恥ずかしい、苦しいことは苦しいままに、やるべきことはスラスラとやる、というようになりました。

森田　赤面恐怖や対人恐怖の人はなかなか多い。対人恐怖の人が訴える〝人前できまりがわるい〟とか、〝恥ずかしい〟とかいうのは、人間なら誰しももっている感情でありまして、人前で何ともない人は変質者か、精神薄弱者か、精神病者であります。恥ずかしいときは恥ずかしいままにあるのが普通の人でありまして、それを自己流の理屈で〝恥ずかしがっては損だ〟とか、〝恥ずかしがるのは不利益だ〟とかいうふうに考えるのが対人恐怖の人であります。

話はかわりますが、たとえば真宗に入って、信仰が得られれば、自然に〝南無阿弥陀仏〟が唱えられるようになります。それと反対に、まだ信仰が得られず、疑っている人でも、かりに〝南無阿弥陀仏〟を唱えておれば、自然に信仰が得られるようになるものであります。この場合、念仏を唱えるのは実行であり、信仰は感じ、ないしは感情でありますが、実行と感じとは一致するものであり、むしろ同一のものといってもよいでしょう。それで、信仰を得たい人は、はじめはウソでもよいから、念仏を唱えればよろしいのであります。それから、愛情の問題にしても、小児を抱いたり、おしめをかえてやったりすることと、小児にたいする愛情とは同一のものであります。

それと同じように、神経質の人も、懺悔をし、犠牲心を発揮することは、同時に治ることになるのであります。たとえウソでもかまわないから、ためしにやってごらんなさい。たとえば、自分が恥ずかしがりであること、気が小さいことをかくそうとするのが対人恐怖でありますから、自分の恥ずかしがりや気の小ささをみんなの前で告白すれば、もはや対人恐怖でなくなるわけであります。

それと少し内容はちがいますけれども、この会であるどもり恐怖の人が自分を赤裸々に打ち出すことによって、急に治ったことがあります。それは、私がちょっと思いちがえてその人を批評したところ、その人はムキになって私のいったことにたいして大いに弁解しました。そのはずみで心機一転し、長い間のども り恐怖が治ったのであります。

一時的な現象にとらわれるな

神山　とても恥ずかしいんですけれども、治りたい一心で立ちます。私は十五歳ごろから鼻がわるく、そのせいか頭がわるくなったように思われましたので、しまいに蓄膿症の手術をしましたけれども治りませんでした。二回手術しても治りませんので、鼻の方はあきらめました。

私は人に負けるのがきらいで、試験のとき頭が重いのをがまんして勉強しましたところ、学校の成績が案外よかったのにおどろきました。学校を卒業してラクになったらよくなるかもしれないと思っていましたが、学生時代よりかえってわるくなりました。

頭の具合ばかりでなく、胃腸の具合も気にするようになり、十七歳のとき大学病院で診療を受けましたところ、腹膜炎といわれて絶対安静を命ぜられ、非常に心配しました。こんどは慶応病院で診察を受けましたところ、「腹膜炎ではない、神経症だ」といわれ、鎮静薬をくれました。しかし腹膜炎のことが気になってたまらず、田舎にかえってからもいつも医者にかかっていました。そのころ、婦人雑誌で倉田百三先生の体験記を読み、森田先生のことが書いてありましたので、はじめて先生の本を買って読みました。先生の本を読んだだけで、肩のこりも不眠も治り、裁縫も自分のものだけはできるようになりました。けれども、頭の疲労感だけがどうしてもとれませんので、とうとう先生のところに入院することになりました。いまは、一生けんめいに働いていまして、この二、三日とても愉快になり、頭の疲労も問題にしなくなりました。

森田　神山さんは試験のときは元気で勉強して成績もよく、暇になったらかえってわるくなったということでありましたが、それは当然すぎるほど当然のことであります。いま、とても愉快で頭の疲労も問題にならないというのも、うちの婆やに追い立てられて忙しく立ち働いているからでありますす。つまり私どもは、忙しくて気が張っておれば元気であり、暇で気がゆるめば全身の働きが鈍って元気がなくなるのであります。それは、腹がへれば食べたいし、腹が張れば食べたくないのと同じような生理現象であります。だから、神山さんがこの二、三日一生けんめいに働いて非常に愉快になったというのも、一時的な生理現象であり、まだ単純なカラ元気でありまして、ほんとうに真面目な態度にはなっていないのであります。これだけのことでは、また暇になれば元気がなくなって悲観し、悲観と楽観をくりかえすにとどまるのであります。

しかし、神山さんが「とても恥ずかしいんですけれども」といって、自分を投げ出したのは感心です。立つ前には、気がもめてずいぶん苦しかったでしょうが、自分をそのままに打ち出した瞬間から恥ずかしさを忘れたでしょう。それが、恥ずかしさになりきった境地であります。神山さんは自分を投げ出したことによって、だいぶ進歩しました。いまの私の話で、愉快になったり、その反対になったりするのは、腹が減ったり、張ったりするのと同じようなもので、よろこぶにも悲しむにもあたらないということが、よくわかったでしょう？

神山　ええ、とってもよくわかりました。

練習でなく実際に当たること

山野井　私が最近指導した対人恐怖の青年のことをお話しします。その青年は旧制中学の五年で退学し、去年の暮まで約四年間はまったく家にひきこもっていました。人に顔を見られるのがイヤで昼間は外に出ようとしません。しかし身体を弱くするといけないと思って、夜になってから出かけるのです。それも歩いてゆくと、知っている人に会うからというので、自転車に乗って出かけるのです。父親もたいへん心配して私のところへ相談にきましたが、そのとき私は「それは神経質だから、やがてはよくなるでしょう。家が貧乏になるとかして、働かなければならない境遇になるとかならず働き出すから、それまで待つつもりでおればよいでしょう。もっと早く治したかったら、森田先生のところに入院されるとよい。境遇に服従することによって自然に治るか、あるいは自ら進んで治すか、二つの道があるがどちらでもよいのです」と説明してやりました。

ところが昨年、その父親が亡くなりました。その青年の兄が跡をとりましたが、自分でも一生けんめいにやらねばならぬようになり、今まで引込みがちだったその青年が、昼間も外に出るようになりました。そのために、いままでの対人恐怖もだいぶよくなったのであります。

その青年が、この間工業大学を受験しました。そのとき私はついて行ってやりました。五反田で電車を降りて、近くの谷山というところに学校はある、ということはわかっていますが、それから先がわかりません。私が立ち止って「どうしようか」といえば、青年は「行きましょう」といいます。「どっちの方へゆこうか」というと、青年はモジモジしています。なるべく私に道をたずねさせようという気なのです。「交番で聞けばよい」といって青年に道をたずねさせました。すると学校の方へ行く道はすぐわかりました。その青年は今まではおまわりさんと話をすることなど、とてもできなかったのですが、必要に迫られるとチャンとできるのです。歩きながらその青年が、「いまのは練習ですか」とたずねます。「けっして練習などはない。やむを得ない必要のことであるから、道をたずねたまでだ」と私はいってやりました。神経質の人は、すぐ物ごとを逆に考えるクセがあります。

その青年は、私の家で食事をするのにも、非常に遠慮します。あまり遠慮をするから、私の方は気がもめ、世話が焼けてしかたがない。それが対人恐怖の対人恐怖たるゆえんで、自分のことばかり気にして、少しも他人の迷惑を考えるということがないのであります。

森田　山野井君のいまの話でおもしろいのは、青年が「いまのは練習か」とたずねたことでありますもちろん練習ではなく、実際であります。入院中の人にも、この青年とまったく同じ心がけの人が多い。たとえば夜の仕事に雑巾さしをするときなど、すぐそれを運針のけいこになる、というふうに考えたがります。それはちょっと心がけが良さそうに見えて、じつはまったく馬鹿げたことであります。雑巾をつくるのは、それを使うためであります。患者の日記などに「飯を炊く練習になった」とか書いてありますが、よっぽどおかしい。入院わずか四十日ばかりの間に、高等教育を受けた人々が運針や飯炊きのけいこをして、将来どんな仕事をする人になるつもりでありましょうか。ここの入院の目的は「事実唯真」を会得し、「自然に服従し境遇に従順な」生活態度を体得することであり、自分自身の最上の適応性を獲得することであります。

やたらに飯炊きの練習をされては、毎日それを食わされる者が迷惑であります。練習のために、固すぎる飯や、やわらかすぎる飯、半煮えの飯など炊くのでなく、かならず上等のご飯を炊いてもらわねばなりません。兼好法師のいっていることですが、「弓を引く者は矢を二つもっていけない。かならず一本の矢で射るのでなければ、二の矢をためす気になって真剣にならないから結局二つとも的に当たらない」ということがあります。試すとか、練習するということがいけないのであります。それは今日の教育のもたらした大きな弊害の一つであります。

世の中には、博士号を二つも持っている人があります。じつは私もむかしは、医学士になって、もう一つ文学士になろうと企てたことがあります。兼好法師は徒然草に、「ある人が法師になるには馬にも乗り、笛もけいこし、その他何々もやらなければならないとかいって、一生法師にならずにしまった」ということを書いていますが、それと同じように、そんな人はただの物知りになり、適応性の豊かな、働きのある人にはならないのであります。

人の共感を得る法

坪井（僧侶）　中学卒業後、僧侶になりました。別に感ずるところがあって僧侶になったのではなく、僧侶になれば大学に入れてやるから、といわれたためであります。坊さんの世界は私が想像していたような真面目なものではありませんでした。それに私は対人恐怖ですから、ずいぶん苦しい思いをしました。

はじめて法事に出たときのことですが生れてはじめて長い立派な法衣を着たときには、胸がドキドキして顔が真赤になり、すっかり上がってしまいました。花皿を六枚ばかり渡されましたが、どう持てばよいかわかりません。いよいよ法事のはじまる合図がありました。私は坊さんの中で一番末席ですが、末席の者が一番先に行かねばならないのです。ところが、はじめてのことですから人の真似をするほかはありません。横目でチラチラ人の動作を見ながら、ヘマをやらないようにと思って一生けんめいでした。立ったり座ったり、いろいろの動作をするのですが、人の真似をするのですからどうしても動作がおくれがちになります。多くの人たちが〝あの坊主は新米だな〟とあざ笑っているように思えて、ますます動作がぎごちなくなります。何かをうなりながら、花皿の花をまく段になりました。私の頭はすっかり混乱していますので、三回にまくべきものを一回にまいてしまいました。しかたがないから、そのあとはただ花をまく手真似だけしてごまかしました。こんどは坐りましたが、坐るときにお経机との間隔を十分とっていませんでしたので、いやというほど頭を机の角にうちつけました。このときは痛さと恥ずかしさで真赤になりました。

私のいま下宿しているところは日蓮宗の寄宿舎で、二週間に一度ずつの演説会を開き、月に一度ぐらい街頭布教をやります。いまさら日蓮の真似でもあるまいと思って、なるべくさぼることにしていましたが、大学の上級生になっていや応なしに幹事をさせられました。幹事は何でも率先してやることになっていますので、しかたなく私も映画館の近くに立って街頭布教をやりました。人からじろじろ見られるのがつらくて、真赤になりながらがまんしてやりました。

私は檀家をまわり、お布施をいただいて苦学しているのですが、しまいには赤面恐怖のために檀家まわりが苦しくてしかたがなくなり、一度は僧侶をやめて田舎へ帰る決心をしました。しかし師匠に説得されて思い止まり、苦しいのをがまんしてさきごろ檀家の家を百軒ほどもまわりました。こんなふうで、赤面恐怖をおし通しながら、どうにかこうにかやっているのであります。

森田　法事にはじめて出たときの話はおもしろかった。こんなふうに、具体的に事実をのべると、芸術的になり人の共感を得ることができます。また具体的に話すことができるのは、その人がかなり進歩している証拠であります。赤面恐怖でまだ少しもよくなっていない人は、抽象的なことばかり訴えます。「つまらぬことを気にする」とか「目上の人に気兼ねをする」とか、「死ぬような苦しい思い」とかいうふうに、誰しも感ずる当り前のことや、あるいは何のことか少しも見当のつかない漠然としたことをいって、人の同情ばかり求めようとします。神経質の人が自分の苦痛を抽象的に独断的にいわないで、事実を具体的に表現する工夫をすれば、それだけでよくなるのであります。

野村（医師）　最近、先生はなかなかご健康で活動しておられて、大いによろこんでいます。先ごろ先生が、バラバラ事件である新聞の座談会に出席されました。私は、先生があんな殺人事件のことなど知っておられるはずがない、と思っていました。座談会の記事を見ると、あまり先生のお話はありませんでしたが、最後に談話全体のしめくくりをしておられました。

また最近は「春と神経衰弱」という題で、文芸春秋の座談会に出席されました。神経衰弱は先生のご専門だから、こんどは大いにお話があるかと思いましたら、雑誌が出たのを見ると、ちっとも先生のお話が出ていません。諸岡博士がさかんに話をしておられます。先生は外ではあまり話をされないのだろうと、私ども弟子同志で話し合ったことでした。

森田　あんなところへゆくと、私はいつも人にいいまくられます。私は、必要に迫られなければ、しいて人をおしのけてまでしゃべりたくはない。あの会では諸岡博士が一番多くしゃべりました。何か記者から質問が出ると、すぐ西洋や中国の文献を上げて説明する。それで話が長くなります。

私の考え方はご承知のように、実際と実行を主眼としていますから、あまりくどい説明をすることを好みません。問題が神経衰弱でありますから、私のいいたいことはいろいろありますけれども、それはあまりに一般の学説とかけ離れていて、私が発言すると他の博士たちの学説をぶちこわすことになるので、なかなか口の出しどころがないのです。けっきょく、だまっているよりしかたがないことになります。

座談会の途中で、記者から不眠についての質問が出ました。その考え方が、あまりに通俗でまちがっているので、私が少し反対の考え方を説明しかけたところ、斎藤博士から「相変らず君は上げ足とりがうまいね」とからかわれたので、イヤになって話をつづける気がしなくなりました。私は真面目に世の人の迷妄を開いてやろうと思っていた矢先であったから、少なからずがっかりしました。それから先は、もうあきらめてしまって、毒にも薬にもならぬことをいってお茶をにごしました。ジャーナリズムの世界では、あまり真面目なことをいったのでは、おもしろい記事にならないのかもしれません。

弱さになりきると強くなる

(1)　面よわしは気がつよい

佐藤（医師）　私は子供のときから恥ずかしがり屋でした。私の郷里の福島では、それを「面《ツラ》よわし」といいます。それは思うように人と話もできないような人のことです。また、「面よわしは気がつよい」という言葉があります。気のよわい女性が、いざという場合にはかえって男も及ばぬ強さを発揮する、という意味の気のつよさでしょう。

私は正視恐怖になったことがあります。医者になりたてのころ、「面よわし」とはまるで反対の、変質性の精神病患者を診察しましたが、それは前科何犯というすごい男で、身体のあちこちにある切り傷のあとを見せておどかすのです。そして私に、「おれのどこが精神病だ」とはげしい見幕でつめよってきます。医者たる者が負けてはならぬ、と思うのですけれども、「面よわし」なので、つい負けて目を伏せてしまいます。

そんなわけで、その患者のいる病室の方へゆくのがイヤになりました。そのころから、目がまぶしくなって、人の目を見つめることができなくなりました。それに気がついたのは、ある患者から「先生は目がおわるいのですか？　いやにシパシパなさいますね」といわれてからのことです。それから、その患者のところに行くのも苦しくなりました。この正視恐怖はその後自然に治りましたが、「面よわし」の方は相変らずで、どうもこまります。

森田　「面よわしは気がつよい」というのは、人間心理の一面をうがったものです。世間に伝わっていることわざには、なかなか真理をうがったものがあります。この「面よわしは気がつよい」ということは、心理学者や精神病学者が苦心研究の上ようやく発見するような人間心理の真実でありますが、それをむかしから民衆は直感的に知っていたのです。私どもも、いろいろ研究の末、自分がはじめて発見したと思っていたことが、じつは昔から知られていたことだった、とあとで知ることがよくあります。

それに似かよったことで、私が思いついたことは、「いんぎんな人は強情な人である」ということです。皆さん、よく気をつけて他の人を観察してごらんなさい。よく人の通る廊下などに立って、ていねいにお辞儀をしたり、長々とあいさつしたりする人がありますが、そういう人は何ごとにつけても人と調和し、妥協することのできない人であります。

さて、「面よわし」には二種類あると思います。その一つは、人に劣りたくない、という奮発心や努力がなく、ただ人前に出るのはイヤだから人をさけて引込んでいるというふうのもので、子供や女性、意志薄弱者などに見られるものであります。

もう一つの「面よわし」は、神経質の対人恐怖の場合で、つよい優越欲のために、恥ずかしがってはならぬ、人前では堂々とものをいわねばならぬ、とがんばり、それが思うようにできないためにますます劣等感をつよめ、引込思案になり、「面よわし」になってしまうものであります。

つぎに、「〝面よわし〟は気がつよい」というのはどういう場合かといえば、たとえば普通の女性は自分は女だから弱いと信じています。つよくなければならないとか、弱いと思ってはならないとかいう反抗心はありません。そのため夫婦ゲンカのときでも、また強盗がはいったときや火事のときなどでも、強がるための虚勢がなく、ただ必死になりますから、全力が出てつよくなるのであります。このように、第一の種類の恥ずかしいままに恥ずかしい人は、弱さになりきるから、イザという場合には気がつよくなるのであります。

意志薄弱者や精神病者の場合は、いろいろちがった条件が加わりますから、「なりきる」のとはちがいます。心のはずみによって向う見ずに、つまり自分の力を測ることなしに、突発的に無謀なことをするのであります。そのため、思いがけなく強いこともあれば、ひどく弱いこともあります。「気違い力」がつよいのは、抑制作用が働かないで、全力が出るからであります。戦争で一番乗りをして手がらを立てた兵士が、除隊してから泥棒をしてつかまった例もあります。これなどは意志薄弱性で、抑制力が足りないためであります。むかし、ウォータールーの大戦のとき、英軍の二人の勇士が夜ひそかに爆弾をもって敵陣にはいりこみ、大任を果たしたことがあります。その二人はウェリントン卿の前に呼ばれて賞められましたが、その一人はぶるぶるふるえて、ろくにものもいえなかったといいます。それを見てウェリントン卿が「恐れを知る者こそ真の勇者である」といったそうです。「恐れ」とは抑制力であります。恐れ、心配しながら、必要に迫られてやむを得ず自分の責任を果たすのが、勇者であります。

(2) 気違い力にはかなわぬもの

さて、佐藤君が正視恐怖をおこしたのは、変質者の患者にやっつけられたとき、それにたいして医者たる者が負けてはならぬ、とがんばったためであります。

私も変質性の患者には、ずいぶんいじめられたことがあります。しかし私は佐藤君とちがい、気違い力にはとうていかなわぬものだということを知っていますので、けっして気違いに勝とうなどとはしません。えらい見幕でどなり散らす患者にたいしては、目をふせたまま、口答えもできません。こちらが閉口していると、患者もいいたいだけのことをいってしまい、そのあとは落ち着いてあまりムりもいわなくなるものであります。犬でも、街路で他の犬とすれちがったとき、尻尾を巻いて目をふせてゆけば、他の犬から追いかけられたり、かみつかれたりすることはありません。

私は気違いにたいしては、はじめから尻尾を巻いていて、相手と対抗しようという気は少しもありません。つまり、弱くなりきっているのであります。対人恐怖の人も、このように弱くなりきるということを会得すれば、人から敵視されずにすみ、しかも最後の勝利を得ることができる、ということがわかって全治するのであります。

私の体験をお話しましょう。私が根岸病院（精神病院）で、ある患者の病室に入ったとたん、患者からウガイ水の入った瓶を力まかせに投げつけられたことがあります。その瓶は私の腰のあたりをかすめ、うしろの壁に当たってミジンに砕け散りました。またあるときはその患者が私を寝床の上にねじ伏せ、腰のあたりをやたらになぐりつけたことがあります。しかしこの患者は物の見さかいはありますので、瓶を投げても相手がケガをするような投げ方はせず、またなぐりつけても危険の少ない腰のあたりをそれほど痛くない程度になぐるのであります。

そんな場合でも、私は医者たる者の心得として、患者にたいして少しも抵抗しません。患者のするがままにまかせています。それはなかなか気味のわるいことですが、私にそれができたのは、多少柔術の心得があったためかもしれません。

つまり、相手の攻撃の気合を見抜き、ほんとうに自分の身が危険だというときのほかは、相手のするがままにまかせたのであります。こんなことがありましてから、この患者は私にたいして非常に従順になりました。あとでこの患者は、「この病院でほんとうに医者らしい者は森田くらいのものだ」

といっていたそうで、退院後も私に好意を寄せ、たびたび品物や手紙を送ってよこしたのであります。

そのほか、あるときは診察中にとつぜん横合いから患者に横腹を蹴られ、椅子から投げ出されたことがあります。また横面を目のくらむほどなぐられたこともあります。みな気違いのすることですから、少しも腹は立たないのであります。

なお、対人恐怖の人に一言注意しておきたいのは、自分は気が小さい、劣等である、それは生れつきでどうにもしかたがないと行き詰ったとき、つまり工夫も方法も尽き果てたときにはじめて道が開ける、ということであります。それが「弱くなりきる」ということです。このとき、自分の境遇上あるいは職業上ぜひやらなければならないことは、しかたなしにそれを実行するのです。それが「突破する」ということであり、「窮して通ずる」ということであります。つまり「弱くなりきる」ということは、人前でどんな態度をとればよいかという工夫の尽き果てたときでありまして、そこにはじめて突破、あるいは窮達《きゅうたつ》が行なわれるのであります。

山野井　前にもお話しましたが、私が退院してすぐ、しかたなしに重役に会いに行ったとき、心臓はドキドキするし声はふるえる。しかしそのままでやっているうちに、急にラクになって、話もうまく進みました。それが先生のいわれる「突破」ということに相当すると思います。それで、そのときは対人恐怖が全治したと思ってよろこびましたが、その後だんだんあともどりして、また恐怖がおこってきました。しかしほかに方法もありませんので、そのままやっておりますうち、自然に弱くなりきったと申しますが、こんどはほんとうにラクになりました。現在はいつもビクビクしていて、弱くなりきっていますから、うまくゆけばよろこび、うまくゆかなくとも当然のことと思い、べつに苦にもなりません。それがよくなった、ということではないでしょうか。

森田　もう少しこの問題を追及して研究してみましょう。私どもがあることを実行する場合、二通りのやり方があります。その一つは能動的に自分から勇気をつけて実行するというやり方です。それはカラ元気の付焼刃でありますから、することが不自然になります。それでも簡単なことであればできますけれども、こみいった取引とか折衝とかになると、このやり方ではカラ元気のためにしくじりが多く、おれはダメだと悲観してますます引込思案になるのであります。

第二は、受動的にやむを得ず実行する、というやり方です。このときは付焼刃のカラ元気ではなく、自分は弱い者と覚悟した自然の態度でありますから、談判するのにも底力があり、勝たないまでも少なくとも負けはしない、ということになります。このような態度であれば、勝てば喜び、かりに負けても当然のことと思い、悲観するようなことはありません。

この「弱くなりきる」ということは、きわめてたやすくできることであります。とくに神経質者は劣等感のつよい性質でありますから、自分の劣等感をそのまま肯定し、虚勢を張ったり、自分で自分の心に反抗したりしさえしなければ、何でもなくできることであります。

弱くなりきるならば、ますます意気地なしになりはしないかと心配する人もありましょうけれど、けっしてそういうものではありません。私どもにはやむにやまれぬ向上心というものがあります。自分は気が弱いと認めるから、必要な場合には背水の陣を布《し》いて必死になります。また、「自分は頭がわるい」と認めるから、人の倍も勉強し、「自分は不人情である」と認めるから、人の不人情を責めず、自分の行為をつつしむことになるのであります。

つぎにもう一歩、追及して考えてみましょう。私どもは気違い力にはかないません。偉い人の前では頭も上がりません。尻尾を巻いて、弱くなりきるほかはありません。会合に出席して自己紹介をするときでも、いいたいことの十分の一もいえません。そんならそれで満足し、安心できるかといいますと、そうはゆきません。心の中では、何ともくやしくてなりません。ただ自分が弱いからしかたがないまでのことであります。

尻尾を巻くのがすなわち「恐怖」であります。くやしくて、あきらめきれないのがすなわち「欲望」であります。この「恐怖」と「欲望」の間の争いが大きくて、その苦痛をもちこたえてゆくのが立派な人であり、偉い人であります。その「恐怖」を否定し、あるいは「欲望」を捨てようとするのが、似て非なる修道者であり強迫観念の人であります。この心の争いがあってこそ、そこに進歩があります。たとえば、人前でうまくものがいえない、しかし何とかいいたい、という心の争いがあるとき、人が十分もかかっていうところを、簡単明瞭に、もっとも適切に一口でいうことを工夫することになります。それによって思想が練れ、文章が精練され、人生観が進歩するようになります。このように、尻尾を巻いて引込むという恐怖と、どうもくやしいという欲望が、両方からつよく張りきっているところに、はじめてほんとうの修養があるのであります。

正しい肯定に達するには

(1) 迷信や邪想を打破せよ

日高　先年、対人恐怖で入院しました。以前は人に会わないように、わざわざまわり道をしたこともありました。いまから考えると、あのようなことに悩んでいなかったら、いまごろはもっとえらくなっているだろうと思います。

いまでも、人といい合ってやりこめられるとくやしくてたまりません。あきらめきれません。家に帰っても眠られないこともあります。人と交渉することがどうも不得手で、役所なども休んでしまいたいような気のすることもあります。それでもがまんして出かけてゆくと、そんな日はかえって能率が上がります。最近では、先生の教えのありがたさが、しみじみとわかります。

森田　日高君は対人恐怖をやらなかったら、いまごろはもっとえらくなっているだろうといわれましたが、私どもも以前にはそのような考え方をしたことがあります。しかしいまでは、かつて神経質症に悩んだことを感謝しているのであります。私自身もし神経質症の経験がなかったとしたならば、その本態も治し方も発見できなかったことでしょう。

いつか井上君が「自分は神経質症であったことを感謝する。神経質症の苦しみを体験するのは非常に必要なことで、その体験によってはじめて悟りに達することができる。しかし、神経質症もあまり長くやっては勉強や仕事がおくれるからこまる。二、三年くらい悩むのがちょうどよいかもしれない」といいましたが、まことにそのとおりであります。いままでは、私が発見した療法によって、それを予定どおりに治すことができますからよいけれども、いままでの医学ではそれを治すことができませんでした。それで、神経質の症状で二十年も三十年も苦しみ、とうとう治らないで死んでゆく人も多かったのであります。

今日、入院している患者がのこぎりで木を切っているところを見ましたが、まだ治っていない患者は、木を切るのにのこぎりの種類をえらばない上に、いくらのこぎりが切れなくとも平気でひいてます。のこぎりの切れ味などにはまるで無頓着なのであります。一方大工はのこぎりやのみを大事にし、いつもそれをといでいます。しろうとは、その道具をとぐ時間で少しでも木をひいた方が、よけいに仕事ができるように思っていますが、それは大きな思いちがいであります。先日も材木屋で木びきが仕事をしているのを見ましたが、のこぎりの目立てを一日に三回ばかりもやり、一回に四十分ぐらいかかるということであります。しろうとが考えてムダな時間が、じつは非常に大事な時間なのであります。日高君が強迫観念に苦しんだ年月も、じつは日高君の心身の鍛錬や精神的向上に大きく役立っているのであります。

私の神経質療法のはじまりは、つぎのようなことからであります。私が根岸病院に勤めていたころ、見たところ健康そうな看護長が神経衰弱だとか肺尖カタルだとかいって、いつも病気のことばかり気にしていました。私はその看護長に、私の家の二階があいているから、保養のつもりでしばらくきたらよかろう、とすすめました。一月ばかりいて、少しばかり家の仕事などを手伝っているうちに、思いがけず非常によくなり健康に対する自信をとりもどしたのであります。それから思いついて、私の家庭的な療法がはじまったのであります。

それだけいえば簡単なようですが、私がこの神経質の療法を発見するまでには、いろいろの迷信的療法などを研究しつくしたのであります。三省堂の百科大事典の中には、人相、骨相、淘宮術、姓名判断、まじないなどで、私の書いたものがのっています。今になって考えれば私がこのような迷信を遍歴しなかったならば、今日の私はなく、神経質療法の発見もないのであります。

私の一生を大まかにお話しますと、私が十歳ぐらいのとき、寺で地獄の軸物を見て非常な恐怖にとらわれ、生死の問題について頭を悩ましたことが、私の今日ある出発点になっているのであります。中学時代には易をやって「森田の占いはよく当たる」といわれたことがあります。また骨相学は高校一、二年のころにやって、私自身よく当たると迷信していたことがあります。大学時代にも、また卒業後にも、いろいろの通俗療法や迷信的療法を研究しつくしたのであります。このようにして、私の迷信研究は二十年あまりにもわたっています。井上君のいうように、二、三年で卒業したら都合がよいでしょうが、じっさいはなかなかそんなうまい具合にゆかないことが多いのです。

「破邪顕正《はじゃけんしょう》」という言葉がありますが、正道や真理を発見するには、迷信や邪道を見破ることが必要であります。それはたとえば、白い色を認識するには、かならず他のすべての色を否定したのちでなくてはならないのと同様であります。否定的な研究をやったのちでなければ、正しい肯定に達することはできないのであります。

(2)　自分の境遇に服従せよ

大西（学生）　去年の春、対人恐怖で入院しました。一度は治りましたが、夏休みに郷里に帰ってずぼらしているうちに再発し、また先生のところにやってきました。東大の文科に籍を置いていますが、卒業論文にとりかかろうとしても、自信がないということが先に立って、どうしても手がつきません。森田先生は「ともかくも手をつけよ」といわれますが、私は神経質症状を治してからでなくては論文はできないと考え、そのことをくりかえし訴えたりして、先生にずいぶんお世話を焼かせました。こんど冬休みに家に帰り、そのことを父に話しましたところ、散々に叱られ、どうしても論文を書くよりほかにしかたがないということを決心しました。せっぱつまったものですから、おそまきながら手をつけましたが、手をつけてみるとだんだん構想もまとまってきて、どうやら書き上げることができそうであります。

森田　大西君は強情の標本です。強情というのは、自信がないというような自分の気分だけにこだわって、私がいくら「ともかく手をつけよ」といっても、どうしても手をつけようとしないことであります。大西君は、父に叱られて決心した、といっていますが、論文を書くのにも、あるいはまた戦争にゆくのにも、少しも決心するには及びません。決心などするから、よけいな心の葛藤をおこすのであります。決心などしないで、ただ自分の置かれた境遇に服従して、論文の筆をとりさえすればよいのです。まず決心をして、しかるのち論文に手をつけよう、というのがそもそもまちがいであります。

大西君は、強情であることでは大関であります。ここに一方の大関は水谷君で、これは強情とは反対の盲従の標本です。私が水谷君に三べんまわっておじぎをせよといえば、その通りにします。私が同君に、入学試験を受けよ、といえばさっそく私のいうとおりにするのです。大西君の強情と、水谷君の盲従はいわば両極端であって、どちらもまだ「悟り」には遠いのであります。

私が大西君に、「とにかく論文に手をつけなさい」と忠告すると、大西君は「家に帰って考えてみます」という。いま論文に手をつけたらどうなるか、手をつけても書けないときはどうすればよいか、と突込んで私に問いただすだけの知恵はまわりません。大西君は、私が精神方面に知識のある医者であることを忘れています。森田にいわれるとおり論文に手をつければ、その結果はどうなるかということを、森田は知らないと思っているのです。自分のことは自分が一番よく知っていると思い、森田のいうことを受けつけようとしないのは、浅はかというものであります。孔子は、「思うて学ばざれば、すなわちあやうし」といっていますが、それは大西君にそのままあてはまる言葉であります。

もし大西君が、「いくら書こうとしても、なお書くことができない場合にはどうすればよいでしょうか」と私に追究して質問するとすれば、私はつぎのように教えます。「決心とか、自信とかいうものを思いきり投げ出してしまって、ただ自分の机の上に原稿用紙とペンと参考書類をならべ、しずかに退屈しながらそれとにらめっこをしておればよい。その時間は、一日に十分でも三十分でも、とにかく短かい時間でよいから、なるべくたびたび机の前に坐ればよい。そして、あるいは二、三行でも楽書きし、あるいは参考書を手あたり次第開いて、わかってもわからなくてもでたらめに読んでおればよい。このようなことを、一週間なり二週間なり、忍耐してつづければよい。」想像してもわからないかもしれませんが、実際にそれをやってみれば、意外な結果が出てくることがわかるはずであります。

それを全体的にいえば、できてもできなくても、嫌でも応でも、しなければならぬことはともかくもする、ということに帰着します。そしてそのときには、勇気とか自信とか決心とかいう付焼刃は、一切無用であるということであります。

私のいうとおりに実行すれば、たちのよい人は二日目から早くも書く気になります。おそい人でも、一週間もすれば自然に調子に乗ってきます。ただその初めの皮切りの間が、少々苦しいというまでのことであります。

なお、試験を受けても合格する自信のない人に、「試験を受けよ」と忠告するとします。そのとき本人は、「こんなに頭がわるく、しかも準備もしていないのに、受けても合格するはずがない」と考えます。それが「我《が》」であります。しかし「森田がせっかくそういうから、イチかバチかとにかく試験を受けてみよう」というのが、平たくいえば「試みる」ことであり、上品にいえば「森田にまかせる」ことであります。この「我」と「試みる」ということが意識的にハッキリ心の中で両立したまま、実行に現われるのを従順というのであります。この「従順」によってはじめて、大きな進歩と発展が得られるのであります。

ところが、大西君は「自分にできるはずがない」と独断し、「我」を張り通して、神様のお告げよりももっと確実な、森田の教えを試してみるという一挙手、一投足の労さえもとろうとしないのであります。

それと反対に、水谷君は森田のいうことは何でも正しいと思い、まったく「我」を捨て、「森田のいうとおり試験を受けるべきだ」と決めてしまうから、その実行には「我」による駆け引きがなくて、馬車馬のように突進することになります。これを「盲従」といい、従順な人のような適応性のある働きは出てこないのであります。

目上の人に接する態度

黒川（軍人）　ここに入院する前に一番苦しかったことは、本を読んでもその内容が理解できず、記憶力がないということでありました。対人恐怖もあって、いろいろ苦しみました。入院中は先生のお話が聞きたくて、先生におこられてもかまわないと思って、つとめて先生に接近しました。

いまでももちろん、上役とか偉い人の前にゆくのはこわいような気がします。用がなければそんなところへゆくことは好みません。しかし、用事のあるときは、こわくても、また顔が赤くなっても、上役や偉い人のところへもゆき、どしどし仕事を処理してゆく、というふうであります。

森田　偉い人の前にゆくのはこわい。それはなぜか、ということを考えてみなければなりません。上役や偉い人は、自分にたいして何か大きな利益あるいは幸福を与えることができます。しかし、もしその人に憎まれれば、与えられるはずの幸福も与えられず、あるいは自分の幸福も奪われる恐れがあります。幸福を与えられるという想像から尊敬の念が生まれ、奪われるという予想からこわいという感じが生まれるのであります。

偉い人でなくとも、自分の好きな異性にたいしては、もし自分が軽視されれば相手を自分のものにすることができないから、恥ずかしいのであります。一方、目下の者や、ただの異性には、自分の利害と何の掛り合いもないから、こわくもなければ恥ずかしくもないのであります。だから、自分が現在の地位や生活に満足していて、他人から求めるところや、うらやむところがなければ、その人にとってはこわい相手、恥ずかしさを感ずる相手はいなくなるわけです。すでに功成り、名遂げた人がそれであります。また一方、乞食やルンペンのように、「どうせおれなんか、誰からも目をかけられるはずがない」と見きりをつけ、やけくそになった人も、同じように人からどう思われるかということは問題にしないのであります。

私も黒川君と同じように、偉い人の前にゆけば、やはりこわく感じます。それは、私どもに本来そなわっている性情であり、私がいつもいうところの「純なる心」であります。

ここに入院している人は、森田を尊敬し、あるいは信頼しているからこそ入院したわけで、森田がこわいのは当然のことであります。この森田がこわいという心そのままであると同時に、一方では森田の話を聞き、指導を受けたいという心があるはずです。このこわくて逃げたい気持と、近づいて幸福を得たい気持とがはっきり対立しているときに、私どもの行動は微妙になり、臨機応変になり、もっとも適切になり、いわゆる不即不離の態度となるのであります。

恋人には近づきたいし、近づくのは恥ずかしい。このように二つの相対立した心が働くのを、私は精神の拮抗作用もしくは調節作用と名づけています。この相対立する心が双方ともつよくて大きいほど、精神の働きが盛んであるといえます。

神経質者の考え方、あるいはまちがった精神修養にとらわれている人は、こわいとか恥ずかしいとかいう心を否定し圧迫しようとし、一方には近づきたいという心をやたらに鞭うち、勇気をつけようとして無理な努力をし、その結果は精神の働きがかえって萎縮し、かたよったものになってしまうのであります。

こわくないように思おうとするから、ムリに虚勢を張ってかたくなになり、しいて近づこうとするから、相手の迷惑などには少しも気がつかず、ずうずうしくなってしまうのであります。

それと反対に、両方の心が相対立して働いているときには相手に接近しても、くっついたきりにはなりません。つまり「不即」の状態でありまして、相手のよろこぶときには近づき、相手が迷惑がるようなときには、ちょっとその場を外すのであります。また一方には、近づきたい心があるために離れていても離れきりにはならないで、ちょっと相手の話声がするとか、暇のときがあるということを、きわめて微妙に見つけて、すぐそのそばに近づいてゆくというふうに、不離の状態になります。つまり、くっつくでもなく、離れるでもなく、その駆け引きが自由自在で、きわめて適切な働きができるのであります。「親しんで狎《な》れず、敬して遠ざからず」というふうになるのであります。

この二つの相対立して働く心の生ずる元は何かといえば、それは向上心であり、偉くなりたい、進歩したい、という一心であります。

ここに入院している人たちも、はじめのうちは私の目のとどかない遠くへ逃げているとか、あるいは私のそばへくれば人の都合など少しも考えないで、くだらぬ質問をして平気でいるというふうであります。それが入院の日数がたつにつれて、自然に「不即不離」の態度を体得するのであります。

ところで黒川君の場合、森田に接近して話も聞き指導も受けようとするのは、単に私が偉い人であるからではなく、森田が医者であるからであります。病気のことは医者にまかせ、医者の指導にしたがうほかはありません。

医者のくれる薬や注射は、疑えばどんな危険なものかわかりませんけれども、相手が病気の治療を職業とする医者であるから、甘んじて、命がけで、医者のするままにまかせるのであります。

神経質の症状についても同様で、私のところで成績のよい人はみな、森田に自分を投げ出してまかせますが、成績のよくない人は森田が医者であるということを忘れて、少しもまかせようとしません。自己流の小細工ばかりしている人が多いのであります。

不即不離の状態にはどんなときになるかといえば、一心に注意が目的物にだけむかっていて、自分自身のはからいや小細工がなくなったときになるものであります。このはからいのことを、「とらわれ」ともいいます。「恥ずかしがってはいけない」とか、「先生に接近しなければならない」とか主義やモットーを立てるのが「とらわれ」であります。この「とらわれ」が多ければ多いほど、不即不離から遠ざかるのであります。

ここの入院療法のもっとも大きなねらいは、この「とらわれ」から離れることであります。それにはどうすればよいかというと、一方には自分の目的物から目を離さぬことが大事でありますが、一方には自分の心が「とらわれ」から離れられないときには、そのとらわれのままにとらわれていることも、同時に「とらわれ」から離れるところの一つの方法であります。

2　とらわれをなくする法

「とらわれ」とは何か

森田　「とらわれる」というのは、ある考え、ある言葉を基準とし、モットーとして、それから自分の行為を割り出し、あるいは規制してゆこうとすることであります。久しぶりの休日だから休む、といえばよくその「休む」という文句にとらわれます。散歩は「休む」ことの範囲に入るけれども、ちょっと庭を掃除することは「仕事」のうちであるからやらない、というふうであります。じつは、散歩でも掃除でも、同じことでありますけれども、「休む」という言葉にとらわれているために、それに気がつかないのであります。

神経質の症状も、この「とらわれ」がなくなれば全治するのであります。「とらわれ」を離れれば、非常に便利で、生活が自由自在になります。ここの入院患者も、「とらわれ」のある間は、仕事が治療のため、修養のための仕事にとどまり、少しも実際の役に立ちません。盆栽に水をやれば、やたらにやって根が腐ってしまっても気がつかず、水をやることをやめれば土がかわいて枯れてもかまわないというふうであります。

またたとえば、宴会の席などで給仕が大きな盆にお茶を入れた茶碗をたくさんのせてもってくることがあります。そんな場合多くの人は礼儀ということにとらわれて、お互いに「どうぞ、どうぞ」と先をゆずって、なかなか自分から手を出そうとしません。私はこんな場合どんな感じがするかといえば、〝給仕が重いものを持たされたままいつまでもじらされていては苦しかろう〟と思います。また、お茶をお互いにゆずり合ったところで、何の損得にもなるまいと考えて、給仕の労を少なくするために、なるべく早くお茶をとってやるのであります。

それとは反対に、なかなか損得に関係する場合があります。それは立食のような場合であります。そのときは、私も先に早くうまいものを取りたいのは山々でありますけれども、がまんして人に先取権をゆずるのであります。お茶は早く取り、立食は人に先を譲る、そういう態度をほんとうの礼儀であると思います。世の中にはよくお茶は人に譲るが、立食はなかなか譲らない、というやり方の人がたくさん見受けられます。それらの人には礼儀という言葉にとらわれ、じつは礼儀にそむいているのであります。

またたとえば多人数の宴会で、席順の名前が決められていないとき、多くの人は「どうぞお先へ」とかいって、入口のところにつまり、なかなか先の方へ進もうとしません。私はそんなとき、自分の位地が上から三分の一ぐらいの上位にあると見積れば、すぐに三分の一の位置に席をとりますから、上席をお互いに譲って「まあどうぞ、どうぞ」と争う手数をはぶき、世話人に面倒をかけないですむのであります。こんなとき、中にはわざと下の方に坐り、人々から上席へ引張られなければならないように仕向ける人もあるようです。そんな人は、他人にムダな時間と労力を費させることになります。

礼儀ということにとらわれると、自分さえ礼儀正しければよいというわけで、かえって利己主義になり、人の迷惑などはどうでもかまわない、ということになります。普通にありがちなことで、とくに女の人に多いことですが、自分が坐っているところを人が通ろうとするとき、ちょっと前の方にずって人に自分の後を通らせればよさそうなものを、無理に後をふさいで自分の前をむりに「どうぞ、どうぞ」といって通らせようとします。これなどは、自分さえ礼儀をつくせば人の礼儀はどうでもよい、自分は無理押しに謙遜して他人には不必要に無礼な行動をとらせるという結果になります。そういう人は利己主義でありまして、他の人がきまりのわるい思いをする、ということにたいしては少しも同情しないのであります。

とらわれの実例

(1)　枯草に水をやる

水谷　私はここの劣等生でありまして、いつも先生のお言葉にとらわれ、いつまでも事実が見えてきません。あるとき先生から、「君はものをよく見ないからいけない、この庭の草花をよく見つめてい給え」といわれました。私はその「見つめよ」という言葉にとらわれ、暇さえあれば花壇の草花の前にしゃがんで、それを見つめていました。いつまでも庭にしゃがんでいるのも、人の見ている手前具合がわるいので、水をくんできてその草花にかけてやったりしました。

あとで先生からご注意を受けてやっと気がついたのですが、その草花はすでに花は咲きつくし、自然に枯れるべき時がきていたのでした。先生から「君は、枯草に水をやってどうするつもりかね」と冷かされました。

私は、とらわれのために、周囲にあるたくさんの草花と比較して、その草花を評価し、それが夜店で買っても百円もしないありふれた草花であり、しかもすでに枯れる時期がきていることを知ることができなかったのであります。こんなありさまで、先生のいわれる言葉の一つ一つにとらわれ、いつまでたっても心機一転しません。自分で自分に愛想がつきて、つくづく情けなくなります。

学校の夏休みで帰省したとき、日本アルプス登山を思い立ち、自分のような頭のわるい、将来の見込のない男は遭難して死んでもよいと思い、天候などもおかまいなしに一人で登ったのですが、荒れていた天候もすっかり良くなり、四日で予定のコースを終り、無事に下山しました。とらわれのために、ほんとうの登山のよろこびは得られませんでしたが、肺結核を心配していた私も、これくらいのことはできるという自信を得ました。

私はいま、東大の経済学部に行っていますが、とらわれのために本を読んでも理論はわかるけれどもほんとうの感じがなく、ただやたらに活用もできない知識を集積しているだけであります。こんなことでは学校生活も何になろうと考えるのです。そして毎日することなすことのすべてが、心機一転しようとか、悟りを得ようとかいう目的のための仕事となって事実が見えず、ほんとうの仕事にならずにますます矛盾に陥り、行き詰ったような感じがします。

先生は、逃避してはいけないといわれますが、これはやはり私が逃避的で、努力を惜しんでいるためでありましょうか。

森田　この人が神経質の「とらわれ」の標本であります。「行き詰ったような感じがする」というけれども、それは感じだけで、ほんとうに行き詰らないからいけない。つまり水谷君の場合は、不可能と可能の区別を知ろうとせずに、「こうありたい」ということと「しかし、できない」という二つの間の循環論理になるから、果てしがなく、いつまで経っても行き詰ることができないのでありま す。

こんなとき、一番たやすいことは、とらわれになりきればよいのです。悲しみは悲しみのまま、苦しみは苦しみのままであるよりほかにしかたがないように、とらわれはとらわれるよりほかにしかたがありません。それは私どもの心の事実であります。悲しいときに喜ぶことのできないように、とらわれるときはとらわれを否定することは不可能であります。

「とらわれになりきる」とはどういうことかといえば、私はいま茶碗や時計やいろいろのものを置いた枕台の前に立って、皆さんにお話ししています。そして私はいま、「この台はあぶない」ということにとらわれながら、話のしかたの工夫にもとらわれています。もし私が、自分のうしろにある枕台のことを忘れたならば、かならず何かの拍子にそれを蹴とばし、茶碗や時計をこわしてしまうことでしょう。つまり、現在の私は、この枕台と話の工夫との両方にとらわれています。くわしくいえば、注意のリズムにしたがって、両方に交代にとらわれているのです。それは私どもの心の自然の動きでありまして、とらわれようと努力してもとらわれることはできないし、とらわれまいとはからってもそれはできないのであります。

現在の私についていうならば、火花のように枕台と話の内容の両方に注意が張り切っています。それが精神緊張の状態であります。このように精神緊張の状態にあるとき、皆さんの中に笑う人があればそれにもとらわれ、後の方から人が入ってくればそれにもとらわれます。それがいわゆる「無所住心」であります。「何ごとにもとらわれる心」は、同時に「何ごとにもとらわれない心」でありまして、「心は万境《ばんきょう》に随《したが》って転ずる」ことになるのであります。なおここでいうとらわれとは、広くいえば「注意の集中」であり、せまくいえば「注意の固着」であります。

ここに入院している人が、私から「見つめよ」といわれたときには、その言葉にとらわれて草花なら草花を見つめておればよいのです。素直に見つめておれば、その見ている対象にしたがって、そこに自然に何らかの「感じ」が現われてくれるはずであります。たとえば「これはつまらぬ花だ」と気がついたり、あるいはそのまわりにある美しい花に心がひかれるようになります。つまり、見つめてさえおれば、何らかの感じや連想が発動してくるのであります。それがすなわち「我《が》」であります。この「我」と「とらわれ」の心が十分に対立して、相拮抗するときに、観察と批判とが進行し発展して、適切な働きが現われてくるのであります。この「我」、つまり「感じ」が十分に出てこなければ、進歩も発展も、また適応性の発揮もないのであります。

ところで、水谷君がなぜ心機一転しないかといえば、一つにはすれっからしになっていて、私から叱られても少しもびっくりしたり、うろたえたりしないからであります。びっくりの反対で、腹をすえ、丹田《たんでん》に力を入れ、想を練って「叱られるのはありがたい。ここが修養のしどころである。感謝こそすれ腹を立てるべきではない」とか、さまざまの屁理屈をくっつけてがんばるからであります。あっさりと、おとなしく、すなおに、ハッとビックリさえすれば、たちまち心機一転するのでありま す。私がそういえば、こんどは水谷君ははかろう心を捨てて、ビックリする工夫をすることでしょう。しかしビックリという現象は、予期とか工夫があっては、けっしておこるものではありません。

(2) 自然の感じから出発すること

早川（学生）　仕事をやっていて、ときどきうまい具合にゆくことがありますが、この「調子だ」と考えた瞬間、心は内向してしまってオジャンになります。それから先は仕事のやり方が意識的になりますから、ますます前のようにはできなくなります。

森田　私どもの心は、少し注意して深く観察しますと、自然の本能はおどろくべき微妙さをもって周囲に適応し、反応している、ということがわかります。普通の人はそんなことには気がつきませんが、求道者などはこの微妙な心をとらえようとかねて努力しているので、ときどき「さてはこの調子だ」とか、「この気合、この心境だ」とか気がつくことがあります。それを禅の方では「初一念《しょいちねん》」と名づけています。この「初一念」そのままが悟りでありますが、「よし、こんどからはこの調子でやろう」とかいうように、二念、三念が続々と現われては、それはもはや「悪智」となり、作為、はからいとなって、「思想の矛盾」におちいるのであります。

それでは早川君や水谷君は、そういうときにどうすればよいかといえば、自由に、遠慮なく、思うままに作為し、はからい、とらわれてゆけばよいのであります。どしどしとらわれてゆけば、とらわれ尽して、とらわれがなくなります。こういう経験を積み重ねてゆくうちに、周囲に適応して自然の本能が発現されるようになるのであります。

今日もある入院中の人が、「炊事当番だから炊事をやらなくては自分の義務がはたせない」とかいいましたが、それはまだ浅はかな考え方にとらわれているもので、ほんとうの自然の働きではありません。

かなり以前のことですが、私の家の庭のまん中に、ときどき犬が糞をしていることがありました。その当時の私の家族は、妻と婆やと十四歳ぐらいの女中と、幼児とでありました。犬の糞はきたなくて、そのまま放っておくわけにはゆきません。小さい女中にその糞を始末させるのはかわいそうです。婆やに「とってくれないか」といえば、「オラア、イヤアダ」といいます。妻は土掘り道具をあつかうことは下手で、妻にやらせたらかえってきたないことになるかもしれません。けっきょく、こんなことは私自身が一番上手であり、しかも手数のかからないことですから、自分で始末するほかにしかたがありません。それが私どもの心の自然の働きでありまして、けっして修養のため、あるいは義務をはたすためにやるのではありません。

ここに入院している人は、入院料を払ってあるのですから、炊事をしなければならない義務があるはずがありません。もし、義務があると考えるならば、それは道徳ということにとらわれた結果であります。食事のあとの皿など、そのままに放っておくわけにはゆきません。それで自分が気のついたついでに洗うというように、一挙手の労を惜しまなければそれでよいのです。皿洗いなど、初めはちょっと面倒で嫌気がさすが、手を出してやっているとまもなく屈託のない、ほがらかな心になります。それはなぜかと説明すれば長いことになりますが、体験してみれば誰しもなるほどとわかることであります。しかし「義務でやる」とか何とか無理押しの努力があるときには、ちょうど強迫観念のように、いつまでもその苦しい思いが去らず、ほがらかになれないのであります。それと反対に、出発点が自然の感じ、つまり「純なる心」であるときには、もっともたやすく愉快になり、ほがらかになるものであります。

方法論にとらわれるな

森田　今日の教育は、方法にとらわれすぎています。私のところの四十日間の教育では方法を教えません。「日に新に、また日日に新なり」で、毎日自分で工夫し、新しい発見をし、進歩してゆくのであります。エジソンは郵便局の小使をやっていたとき、手で郵便物を運ぶのがうるさいので、手車を発明しました。また電信局にいたころ、交代時間を気にするのが面倒なために、目ざまし時計を発明しました。どうすれば発明心がおこるか、どうすれば発明できるかなどと考えていては、発明などできはしません。ただ純粋に欲望にしたがって工夫してゆくのであります。それでは方法はどうでもよいかというと、そうでもありません。方法は欲望にしたがって、自然に生まれるものでありま す。米国では方法の研究が非常に進歩しています。たとえば煉瓦を積むのには二人の方がよいか、三人の方がよいか、コテはどういう方法で使うのがよいか、というふうであります。そのような研究をするのは、十分に能率を上げたいという欲望からであります。つまり欲望にしたがって研究する人は進歩します。ただ人のやることを真似てやるだけでは進歩しないのであります。

私は一昨年、肺炎をやってから、酒も煙草もプッツリと止めました。健康が回復してからも、少しもほしいと思いません。なぜやめられたかといいますと、酒をなめると同時に、肺炎のときに咳きこんで苦しかったときの感じがおこってくるからであります。禅に〝初一念〟ということがありますが、はじめにハッとしたとき、その感じに従うのであります。それと反対に、理屈を考えて、「もうよくなったから飲んでもよかろう」などと思えば、また飲み出すことでしょう。いまの私は〝初一念〟もわすれ、理屈なしに、酒を飲みません。理屈ではなく、体験であります。自分で工夫するのではなく、境遇によって自然にそういうふうになったのであります。

大川（会社員）　つまり、背水の陣の気持でおればそうなるのではないでしょうか。

森田　こういうことは体験がないと言葉ではなかなかわかりにくいことであります。背水の陣の気持などというが、私どもはいつもそんな気持でおれるものではありません。逆に問うてはいけません。たとえば、「これは丸くてすきとおったガラスのコップである」と説明するのにたいして、「そんなら、丸くてすきとおったものはガラスのコップか」と問うとまちがいにおちいることになります。

禅の言葉に、「銀盆に雪を盛り、明月に鷺《さぎ》を蔵す。類して同じからず、混ずれば即ち処を知る」ということがあります。その意味は、銀盆も雪も、明月も鷺も、白いことでは似ているけれども同じではない。それが混っていれば一目してその判別ができる、という意味であります。すべて事実というものは、体験すれば簡単明瞭でありますけれども、言葉ではなかなかいいあらわし得ないものであります。

君子は上達し、小人は下達する

中島　先生の『神経衰弱と強迫観念の根治法』という本は、神経質の患者を治すと同時に、神経質症状をつくることもあるようです。私も一度この本で、鼻の先が見えてじゃまになってしかたがないという鼻尖恐怖の例を読んで、それから一週間ばかり鼻の先が見えてこまったことがあります。私はむかしから掃除がきらいで、下宿でもあまり掃除をしないのできらわれました。先生のところに入院してからも、自分の部屋がとりちらかしてあっても、それほどきたないとも思いません。また、きたないと思っても、掃除をするのがばからしくて手が出せません。きたないことが気にならないのは、自分が変質者であり、低能であるためではあるまいか、と思って悲観しました。あるとき先生におたずねしたら、きたないことに気がつかないのは変質である、といわれました。

森田　私の本が、神経質の病気を治すと同時に、病気をおこすこともあるというのは、病気にきく薬が同時に毒にもなるのと同じことであります。

つぎに、中島君のいう〝きたなく感じない〟ことについて、少し説明してみましょう。痛いとか、冷たいとかいう感じは、脳脊髄の病気にかかっているときには変調をきたしますけれども、普通には誰も同じように感じます。ところが、きたないとか、おそろしいとかいうやや高級な感情になると、精神の発達した普通の人は同じようにハッキリ感じますけれども、白痴は糞便のきたないことも知りません。また「めくら蛇におじず」といって、無知な者は恐ろしいことも知らないのであります。さらに進んで、清潔、規律、優美、壮厳というような感じになると、人間として練れている人ほど感受性が発達しているのであります。

中島君は東大の卒業生でありますから、白痴や低能者ではないと仮定して考えてみましょう。普通なら、きたないものは当然きたなく感ずるはずであります。しかし、特殊な場合には、きたないものをきたなく感じないことがあります。たとえば貧民窟に育って、不潔になれてしまった者には、きたないものもきたなくなく、臭いものも臭くなくなります。しかし中島君の場合は、それにも該当しないようです。

人間は知恵ができると、きたなければ衛生にわるいと考え、ふだんは見えない床の下まで大掃除することがあります。あるいは座敷が不整頓になっているところへお客でもくると、「どうもとりちらかしておりまして……」とか何とかいって、あいさつすることがあります。つまりこれらの人は、自分の感じないところまでも知恵でもって手をのばし、あるいは見かけをとりつくろおうとするのであります。

中島君が、とりちらかしてあってもきたなく思わず、掃除するのがイヤだというのは、ちょうどそれと反対の方向に発達したものと思われます。たとえば、「男がえらくなるのには、きたないことなどをいやがってはいけない。掃除などは女のすることである。いやしくも英雄を志す者は天下を掃除すべきである」というふうに考え、それを意識するとしないとにかかわらず、そんな気持で思想的な反抗をおこし、人間味というものとは反対の方向に進歩したのでありましょう。私なども若いころ、豪傑は斗酒《としゅ》なお辞せず、とかいってムリして酒を飲み、それがだんだん習慣になって、酒飲みになってしまったことがあります。孔子の言葉に「君子は上達し、小人は下達す」ということがありますが、中島君の場合は「小人は下達す」の方に該当するでしょう。

早川　入院中、理屈ばかり考えて実行ができず、治りにくかったのですが、しだいに入院していることが苦しくなり、退院すればラクになるかと思って退院しました。退院のとき先生から、「現在たとえ、自分は治っていないと思っても、家の人には〝治った〟といって普通に働き、学校にも行かなければいけない」といわれ、はじめはそのとおり実行しました。しかし自分が全治していないことがふたたび苦になり出して、とうとう先生のお言葉にそむいて、自分がまだ治っていないことを家の者に訴えました。そして学校も休学しましたが、ますます苦しくなるばかりでした。

恥ずかしい話ですが、苦しいときには座敷に寝ころんで物を蹴散らかし、母から「まるで気違いのようだ」といわれました。学校に行くのもイヤ、家に引込んでいるのもイヤ、何もかもイヤで、絶えず煩悶していました。何をしてもムシャクシャするばかりで、テーブルを足でつき倒したりしました。そんなことをしたあとでは、きまって後悔し、どうして自分は親に心配ばかりかけるやくざ者のような人間になったろうと思い、先ごろ亡くなった兄の位牌の前で涙を流すというありさまです。しかし、涙がかわくとまた同じことを繰り返すのです。

こんど法政大学の補欠試験を受けるよう家の者にすすめられ、少しの準備もないのに受けましたところ、幸か不幸か合格しました。これからは、苦しいながら学生生活をつづけてゆこうと思っています。私は先生のお言葉を書き抜いて机のそばの壁にはりつけたり、手のひらに書いてしじゅう見るようにしていますが、なかなか従順に実行することができません。しかしこんど学校にゆけるようになったのは、みな先生のおかげとありがたく思っている次第です。

森田　私は前に、書痙の山野井君には、字がまったく書けないのに「会社に出なければいけない」といい、またこんど早川君にたいしては、本人はまだ自分の病気が治っていないと思っているにもかかわらず、私は同君に「家に帰ったら家人には治ったといわなければいけない」といいました。それは普通の常識からいえば、どう考えても無理なことであります。ところが、山野井君の場合はその無理が通って心機一転して治り、一方早川君の場合は十分に実行ができなかったために全治することができなかったのであります。私がこれらの人にたいして無理な要求をするのは、「人を見て法を説け」というように、この人ならばこのやり方で治ると思うからでありまして、誰にでもそんなむりな要求をするわけではありません。もしこんなことを普通の人にいったとしたら、まったく馬鹿にされるか、あるいはカンカンに憤慨されることでしょう。

早川君が治りにくいのは、頭がよくて、理屈がわかりすぎるからです。早川君が、私の言葉を掌に書いてそれを見ていたというのは、自分を一定の格言にあてはめようとする「思想の矛盾」の典型的なものでありまして、こんなやり方ではけっして自然の純なる感じから出発することはできないのであります。たとえば「うんと食わなければ健康になれない」と手のひらに書いて、無理に大食してみても、それはただ下痢の原因になるばかりで、けっして健康にならないのと同様です。腹のへるのをまって食べる、というように自然に従わなければ、けっして栄養が身につくものではありません。

早川君は物を蹴散らしたり、テーブルを突き倒したり、乱暴をしたとのことでありますが、若い人には何かの調子でこのようなクセのつくことがあります。しかし一般的にいえば神経質は気が小さくて、めったに乱暴はしないものであります。

私どもの行動の中で、破壊はたやすいけれども、建設はなかなかむずかしいものであります。室内を取り散らかしたり、物をこわしたりすることは、何の目算もいらず、即座に実行することができますが、それと反対にちょっと室内を整頓するのにも、工夫したり、見積りを立てたり、いろいろの骨折をしなければならないのであります。破壊は気楽でありますが、建設にはつねに困難を甘受しなければなりません。

自分の心をやりくりするな

早川　先生がときどき「その時と場合に応じて現在になりきる」といわれましたことについて、私も現在になりきろうとして、おもしろい努力をしたことがあります。まず、自分の周囲のものに気をつけようとして、道を歩いているときも、看板や電柱や荷馬車などをいちいち「あれは何、これは何」と頭の中でいっています。しかし、なかなかそれをおぼえておられません。

森田　なるほど面白い。私が何かいうと、一つ一つその言葉にとらわれてゆく。これは電柱、これは荷馬車と、ことさらに周囲のものに注意して自分の用事を忘れ、自転車につき当たるのでありまず。「現在になる」というのは、その時その時の外界、内界の刺激にたいする精神および身体の自然の反応であって、受身であり、私のいう「自然に服従し、境遇に柔順」な状態であります。自分から進んで能動的に、私のいう思想の矛盾をもってやりくりするのではありません。

荒巻（学生）　私はときどき、自分の神経質症状を治したいという気がなくなり、治っても治らなくてもどうでもよい、という気持になり、先生と自分が無関係のような気がして、淋しくてたまらなくなることがあります。

森田　それもとらわれです。それは私がいった「神経質は治すことをやめたら治る」という言葉にとらわれたもので、しかも自分ではそれにとらわれていることに気がつかないのであります。現在悩んでいる不眠なり、強迫観念なりを治したい、苦しみをなくしたい、と思うのは当然のことであります。しかし、神経質症の場合「それはもともと病気ではないのだから治すべきはずのものではない」ということを知れば、不眠や強迫観念はあっても、それを度外視して普通の人のように働くことになります。そのうちに仕事に心を奪われて、治そうとすることを忘れるようになります。そうなってはじめて治るのであります。

ところが荒巻君は、まず初めに「治そうとする気を捨てなければならぬ」という言葉にとらわれ、苦痛をなくしたいという当然の人情に反抗して、自然の心をおしつぶしてしまうから、なかなか治らないのであります。

そうでなく、苦しみはありながら、またこの苦しみがなくなればいいがと思いながら仕事をしていると、しだいに仕事に身が入るようになり、いつの間にか仕事そのものになり、病気を治すということとは無関係になっているのであります。

荒巻君が「神経質は治すことをやめたら治る」という私の言葉にとらわれているのは、たとえば満二歳ぐらいの子供に、「あれをごらん」といって指させば、子供はその指さされたものを見ようとしないで、指先ばかり見ていることがあります。それと同様に、荒巻君は、治そうとする気を捨てるとか、捨てないとか、その言葉あるいは自分の気持の持ち方ばかりを問題にし、いったい何を治すかということは忘れてしまっているのであります。荒巻君の場合は、初めの訴えは不眠で、その不眠を治すために入院したのですが、その不眠はとっくに治っているのです。そのことはすっかり忘れて、こんどは自分が他の人のように活気がないとか、仕事に興味がおこらないとか、漠然とした劣等感をおこし、何となしに不満足を感ずるという状態であるから、何を治すかというメドを失ってしまっているのであります。私どもが神経質の患者を診察するときに、まず第一に治したい症状は何か、第二のそれは何か、というふうに問いただしてゆくと、患者はあれもこれも治したいというようなことをいって、けっきょくつかまえどころがなくなってしまうことが多いのであります。

また荒巻君が、淋しくてたまらなくなったりするのには、それ相当の原因があるのです。ところが荒巻君自身はその原因を探究しようとしないから、自分ではその原因に気がつかないのであります。同君はここの入院患者の中の一番の古参であって、しかもここでの大事な、みんなのために必要な仕事からは逃げて、周囲とは無関係の、やってもやらなくてもよいようなのんきな仕事ばかりしているから、他の人たちから古参としての敬意と待遇を受けることができないのであります。これでは当然淋しくなるはずであります。しかもそのことをすなおに承認しようとしないで、このように淋しい気分がおこるのはまだ神経質の治らぬ証拠であると自分勝手な診断をするから、いつまでたっても私のいう「自然に服従し、境遇に従順なれ」という境地に到達することができないのであります。また、入院日数も人より長くなり、もうそろそろ郷里に帰らねばならないから、当然あせるようになり、不安にもなるのであります。

神経質者は「生きたがり」である

篠原（履物商）　医者から神経衰弱といわれてから十一年ほどになります。五年ばかり前に、苦しくてやりきれなくなって、死んでしまおうかと思いました。しかし、私の父が自殺していますから、自分もやってては世間にたいして恥ずかしい、何か偶然に死ぬ工夫はないかと考えまして、難船で死のうと思いつきました。たびたび船に乗り、それも荒天の日にわざと乗ったりしましたが、いっこうに沈みません。それでは、さらに危険の多いものに乗ろうと考えて、飛行機に乗りました。最初のとき、箱根の山の上のエアーポケットで、飛行機がスーッと下りました。ちょうどエレベーターが降りるときのような感じで、首だけ上に置いてきたような気持がしました。そのときは、死んでもよいはずの私が、人一倍驚き方がはげしかったようです。着陸して飛行機から降りたときには、ホッとしたような、また残念なことをしたような、一種妙な気持でありました。

飛行機でもなかなか死ねないので、もう死ぬことはあきらめて、自分の神経衰弱を治すために、温泉に行ったり、いろいろの治療法を受けたり、あらゆることをやりました。しまいに先生のところに入院したのですが、こんなことで苦しむのは自分ばかりかと思っていましたところ、神経質の人が意外に多いのにおどろきました。それで安心すると同時にまた悲観もしました。退院後の私は、自分としてやれるだけのことはやってきました。おかげで商売の成績もたいへんよくなったのであります。

森田　いまのお話で、死のうと思ったが飛行機でも死ぬことができず、飛行機から降りたときには安心した、ということが面白かった。

私も少年時代には、いっそ死んだ方がよいと思ったこともたびたびありました。医科大学一年のとき、大学の先生から脚気と神経衰弱であるといわれて、一年中薬をのみつづけました。試験前になって、どうしたことか父から学資を送ってきません。それで私は大いにふんがいし、おやじにツラあてに死んでやれと思い、薬をのむことをやめてムリヤリに勉強しました。その結果は、脚気と神経衰弱はどこへやらなくなってしまい、その上に試験の成績も上出来でした。後になって考えると、それは脚気でも神経衰弱でもなく、じつは神経質だったのです。船や飛行機に死に場所をもとめたというのもおもしろいが、勉強なり仕事なりに全力をつくして死を賭す、というのも一つの考案でありましょう。それではほんとうに死にたいのかというと、けっしてそうではありません。死はどこまでもおそろしいけれども、自分の目的を達するために、死の危険をおかして大きなヤマを張ろうというもので、じつはどこまでも生の欲望にかじりついているのであります。神経質者にはこのように「死んでも唯では死ねない」という欲ばりの心が非常につよいように思われます。

もし意志薄弱性素質の人であるならば、それとは反対に生の苦痛のために何の努力もせずしてほんとうに自殺し、あるいは享楽主義におちいって堕落してしまうようになります。それはつまり、生の欲望が乏しいのであります。

家庭を円満にするには

柿原（主婦）　私なども、何度死のうとしたかわかりません。悪かったときには、ハガキの宛名も満足に書くことができませんでした。手紙の文面も人に書いてもらいました。自分で書きますと、自分の考えていることとはまるでちがってしまうのです。数をかぞえることも、百以下でなくてはできなくなりました。買物にゆくこともできません。人と話をしていても、自分がいまいったことを忘れ、「あの」とか「その」とかばかり使うようになります。明るい光もおそろしくなりました。子供が泣き出すとどうすることもできず、じっと隅の方へ坐りこんでしまいます。子供を殺して、自分も死のうかと思ったことさえあります。

しまいに先生のご診察を受けましたが、私がとても力づよく感じましたことは、先生ご自身がかつて私どもと同様のご経験があり、しかも年をとっても何人分ものお仕事をなさっておられることでありました。入院して臥褥《がじょく》中は、奥さまから、どんなに苦しくともじっと寝ていなくてはいけないといわれ、そのとおりにしました。現在は一人前に働くことができるようになり、とても元気になったことを心から感謝しております。

森田　神経質の婦人が嫁入してのちに、つぎのような事情から、柿原さんのように神経質の症状をいっそうわるくすることがあります。それは自分が嫁として、良妻、賢母として、誰の眼から見ても非の打ちどころのない完全な人間でありたい、という欲望を押し通そうとするために――つまり理想主義にかぶれるために――しゅうと、しゅうとめ、小じゅうとなどにたいして、日常赤裸々な感情で接するのでなく、ムリに自分の心をまげて接するから、周囲からもかえって不自然なヒネクレのように見られ、自分がよい嫁であろうと努力すればするほど、かえって周囲の人たちから反感をもたれ、虐待されて反対の結果になり、その苦しみが重なり重なって、しまいに神経衰弱になり、手も足も出なくなるのであります。このような人は、体験療法を通じて自然の人情にかえり、心機一転すればよいのであります。つまりいままでのように、自分がムリに善人になろうとすることをやめ、自分はただこれだけの人間である、悪く思われてもしかたがない、という心境になれば、自然に心も安楽になり、態度ものびのびしてきて、こだわりがなく、日常生活が自由自在になり、したがって神経質の症状もなくなるのであります。

自分が非の打ちどころのない人間として周囲の人から認められようとすることは、要するに自己中心主義でありまして、そのために人が自分にたいして気兼ねをし、遠慮しようが、うるさがり面倒がろうが、そんなことはどうでもよいということになりますので、周囲の人から好意を寄せられるはずがないのであります。それと反対に、人を満足させ、人の便利を考え、人を幸せにするためには、自分が少々悪く思われ、間抜けと見下げられてもしかたがない、というように大胆になれば、初めて人からも愛されるようになり、善人といわれるようにもなるのであります。つまり自分で善人になろうとする理想主義では、私のいう思想の矛盾におちいって、反対の悪人になり、自分が悪人になるつもりでやればかえって善人になるのであります。

たとえば人にご馳走をするときでも、人が少々下痢をしていても「まあどうぞどうぞ」と親切の押し売りをしようとするのが普通であります。そんな場合、人に腹具合をそこなわせないように、無愛想をして自分が悪人になるということは、なかなかむずかしいものであります。

エピクターテスは、「人もし善人たらんと欲すれば、まず自ら悪人たることを認めよ」といっていますが、お嫁さんの神経衰弱の場合でも、ひとたび心機一転して自分が悪人になることをいとわないようになれば、いままで陰惨な空気に満ちていた家庭も、はじめて明るい光に満ちた団らんの家庭に一変し、本人から見ればいままで自分にたいしてつらく当たっていた家の人たちが、急に自分にたいして親切と好意を寄せてくれるように感ずるのであります。このようなとき、本人は他の人びとが変ったように思うことが多いけれども、じつはそうではなくて、自分自身が知らずの間に大きく変化しているのであります。

迷いの中の是非は是非ともに非なり

早川　今日は、私の将来の方針を確定するための必要からおこった問題についておたずねします。私はいま、大学の商科で勉強中ですが、商業のためには簿記とか商法とかいうものを勉強しなくてはなりません。ところがそれがちっとも面白くありませんので、自分が将来商業の方面に進んでいいのかどうか、ということが疑問になって頭をはなれません。しかし家庭の事情からいうと、早く生活の安定を得なければならない境遇にあります。

私の一番好きなのは音楽です。それも音楽を演奏するのが好きなのではなくて、鑑賞する方が好きなのですから、それを職業にして世に立つということは困難です。そうかといって、商業は嫌いですから、学校でも空想にふけったり、居眠りをしたりしています。試験が迫れば落第しないように勉強してはいますが、果たして嫌いな経済など勉強していて、これから先それを好きになることができるかどうか、すこぶる疑問です。もっとも嫌いでもそれより外に道がなければそれまでのことですが、そのへんのことがよくわかりませんので、今日、おたずねしようと思ってまとめてきたことはつぎの三点であります。

一、好きになれないとこぼす人は、好きになりたい人である。
二、その人はまた、努力をおしむ人である。
三、その人はまた、好きになれる人である。

このことが正しければ、問題は解決するのですが、先生に批評していただきたいと思います。

森田　いま早川君がいったことは机上論であり、「迷いの中の是非は是非ともに非なり」というように、それが正しいとか正しくないとかいってみたところで、けっして解決のつくはずはありません。これはけっきょく「嫌いなものが好きになりたい」という論理でありますから、「好きになりたいけれども、嫌いである――」というように循環論理になり、はてしはないのであります。これは強迫観念に共通な心理でありまして、「嫌な教科書が好きになりたい」のが読書恐怖であり、「不潔が平気になりたい」のが不潔恐怖であり、「人前で恥ずかしくないようになりたい」のが対人恐怖であります。こんな考え方をする間は、永久に強迫観念は治らないのであります。そんな考え方でなく、「嫌いなものは嫌い」「人前では恥ずかしいものである」と、事実そのままに見るとき、たやすく嫌いなものも好きになり、人前も恥ずかしくなくなるのであります。これが私のいうところの「思想の矛盾」でありまして、考えることと現実とは、ちょうど逆になるのであります。嫌いな食物でも、人並にがまんして食べておれば、まもなく好きになるものであります。早川君もこんな質問をする間は、永久に煩悶の解決はできませんが、こんなくだらぬ哲学を捨ててしまえば、たちまち解決がつくのであります。

早川　私がいった三つのことは、まちがっているのでしょうか。まちがっていなければこのままやってゆくつもりですが……。

森田　まだ、そんなことをいう。君の希望どおりの解決を与えても、それはけっしてこのままやってゆくことの動機にはならない。かりに学校にゆかない方がよい、と決めても、君は学校にゆくことを止めることはできないでしょう。私のいうことは理論ではない。君ができるかできないかの事実を見とおし、予言するまでのことであります。このまま学校にゆくかゆかないか、そんなに解決したければ、ためしに宗教家なり教育家なりのところへ行って、「止めるがよい」という意見を聞いてくるとよい。そんなことをいわれたとしても、けっしてやめることができるものではありません。やっぱり迷いを断つことはできません。君の目的は、自分の目前の安心を得ることであって、学校を止めるのが目的ではありません。いま、私が君に「学校をやめたがよい」といえば、ただちにそれが実行できますか。

早川　ええ、学校をやめて音楽の道にゆこうと思います。

森田　音楽の道に行きたければ止めはしないが、それで君の生活の安定ができますか。親も反対するだろうし、生活の安定も得られないし、行詰ることは目に見えています。それでもなお、音楽をやることができますか。

また君は、早く生活の安定を得るために商科をえらんだといいましたが、それも大きなまちがいです。学校にゆくのには相当の資金を必要とします。医科をやれば食いはぐれがない、とかいうことをよく聞くけれども、大きな思いちがいです。私が医科を卒業するまでにかかった費用を、年七分くらいの利子で、金のままで利殖してゆくとすれば、それは巨額なものとなって、卒業後私がどんなに働いても容易にそれを完済することができるものでないということを、私は自分で計算してたしかめたことがあります。

学校にゆく目的は、けっして生活の安定のためではありません。人格の向上こそが目的です。ところが今日の教育は、この一番大事な目的を見失っているように思われます。そして、やたらにぜいたくな金をつかって大学教育まで受け、そのあとはどうかというと資本家の金をアテにしています。しかし、資本家の方でもそんなにたくさん大学卒業生をやとうわけにはゆかないから、需要と供給の均衡が破れ、失業者がふえるのは当然のなりゆきであります。

　商業で生活の安定を得ることが目的なら、商店の小僧になるのが早道です。そうすれば資本もかからず、友だちが大学を卒業するころにはひととおり商売もおぼえ、おまけにいくらかの貯金もできていることでしょう。商業の道で成功することが目的なら、多額の金をかけて大学にゆくのは矛盾しています。

　商科に行っているというのに、簿記がきらい、経済学がきらい、などとわがままをいってはいけません。大学卒業という目的を達するのには、きらいな学科もがまんして勉強するほかはありません。およそ一つの目的を達成するのには、たくさんのいやな仕事をがまんしてやり抜いてゆかねばならないものです。君は簿記をやりながら音楽もやればよいのです。まだその上に空想もし、居眠りもすればよい。多々ますます弁ずるのです。

3　不眠症は簡単に治る

朝寝坊が早起きになった体験

蜂須賀（会社員）　昨年ご診察をお願いしたときに、「すべて物ごとを気持でなく事実から判断せよ」という要領を教えていただき、一カ月ぐらいは気が張って勉強もできましたが、また逆もどりしてしまいましたので再びご診察をお願いしました。その結果、古閑先生のところに入院することになりました。

私のおもな症状は不眠と読書恐怖で、高校時代からおこり、大学に入ってからますますひどくなりました。入院して起床をゆるされてから二日目ごろのことですが、古閑先生には自分の症状をくわしくお話していなかったことを思い出して不安になり、日記に三時間ほどかかって家庭の事情や自分の症状を十何枚も書き、先生のご批評を受けたいと思って差し出しましたところ、先生のご注意はきわめて簡単で「くどい説明は要らない」ということでした。それが入院中一番印象の深かったできごとで、その後しだいに不安のままに先生におまかせするようになり、不眠も起床して七、八日ごろから気にかからず、問題でなくなりました。もちろんときには寝つきのわるいこともありますが、何かの事情でそうなるのだろうぐらいに片付けてしまうようになりました。私はたいへん朝寝坊でしたが、退院後は朝も早く起き、学校の講義も面白くなってきました。

鈴木（医学生）　私は旧制中学四年のとき、不眠などで先生のところに入院しました。父親といっしょだったのですが、先生の本に診察のときはあまりくどいことをいってはいけない、と書いてありましたので、ご質問にたいしてもあまり返事をせず、父親が代って答えてくれました。それで先生から意志薄弱ではないかと疑われ、入院を許していただけませんでした。たいへん困って先生の奥さまにムリにお願いして、やっと入院させていただくことができました。入院後は成績もよく、ぐんぐんよくなり、「これは拾いものをした」と先生によろこばれました。

井上（旅館支配人）　私は五年来胃のアトニーに苦しみ、ある医者からは潜伏結核といわれて心配したこともありました。年中多くはかゆ食で、大根おろしやホウレン草など、やわらかいものばかりを食べていました。非常に衰弱していましたので、はたして入院療法にたえられるかどうか気になり、入院の前に先生のところにソッとのぞきにゆき、患者たちのやっているいろんな仕事が自分にもできるだろうか、といっそう心配になりました。神経質の診断で入院して、わずか四十日ばかりの間に一貫三百匁《もんめ》も体重が増して、今日ここに出席するのに以前のチョッキが小さくて着られず、ズボンもこのように腹のところがつまって、やっと着てきたようなわけであります。

森田　先ほど蜂須賀君がいわれたように医者にたいして自分の症状をこまごまと説明しなければ、医者の診断や治療の上に間違いがありはしないかと心配するのは、患者として当然のことであり、無理のないことであります。しかし、自分の心配だけを押し通さずに、医者の気持も推しはかって、「あまりくどく書いては迷惑だろう」と遠慮しているというのが、普通の人の態度であります。

一方、医者の立場からいいますと、病気の診断をするのには、いろいろの方面から、必要なだけの調べ方をしなければなりません。だから医者は患者にたいして、いろいろの質問をするわけであります。ところが、神経質の患者は、いつも医者の質問にたいしてはあまり耳を傾けないで、自分でいいたいだけのことをいってしまわなければ気がすまない、というふうであります。つまり、医者の診断に信頼するのではなく、自分の診断と治療の方針とを、医者におしつけようとするのであります。そういうことではいけないから、私もときどき患者にたいしてくどいことをいってはいけない、と叱るのであります。

一方、鈴木君の場合は、はじめて私の診察を受けたとき、私の質問にたいしてお父さんばかり答えて、本人はちっとも返事をしないから、私から小言をいわれたのです。あとで聞くと鈴木君は私の本を読んで、診断のときにはくどいことをいってはいけないとあるのを読みちがえて、返事もしてはいけないのだと思ったそうです。ところが私の方からいうと、いろいろ質問してみてもいっこうに返事をしないのは、神経質の特徴である自己内省が乏しく、病気を治そうとする欲望の少ない意志薄弱者であるからだろう、と思いちがえたわけです。こんなわけですから、医者が診断し治療する上に必要なことは正確に答えてもらわなければなりませんけれども、無用なクドイことは医者の迷惑になるばかりでなく、診断治療の上に大きな障害となることが多いのであります。

なおこの神経質症の診断にあたっては、多くの場合患者はいろいろの複雑な症状を訴えるものでありますから、まず内科的にいろいろの方面から器質的な病気でないことを証明しなければなりません。しかしこの証明はなかなかむずかしいことでありまして、いろいろの角度から調べて否定的な結果を得たとしても、そのほかに普通の医者の知ることのできない病因がひそんでいないとは断言できません。それが内科医、あるいは一般の医師の迷うところでありまして、当たらずさわらずの態度をとることになり、断然たる治療の方針を定めることができないのであります。

したがって、神経質症状の診断には内科的知識ばかりでは不十分であって、一方には精神病理の知識がなくてはなりません。神経質症状はある一定の心理作用によって、いろいろのこみ入った症状を組み立ててくるものでありますから、神経質特有の心理作用と発展過程をたどっているかどうかをつきとめることによって、はっきりと診断することができ、積極的な治療の方針も立てられるのであります。つまり一方では内科的診察によって器質的な病気ではないことをたしかめ、一方では心理的にその症状の成り立ちを明らかにすることによって神経質症という病名を確定することができるのであります。

それに反して、通俗療法家には、この両方面の知識あるいは素養があるわけではなく、ただ自分の指導によって病気が治ることがあったという漠然たる経験から、自分のやり方でどんな病気でも治るという危険な信念をもつようになり、「めくら蛇におじず」で医療の効果の上がらない慢性病はもとより、急性の危険な病気にたいしても自己流の療法をほどこし、病気を悪化させてしまうことが多いのであります。

井上君のように、ひどく衰弱しているような場合には、私どもも一おう潜伏結核ではないかと疑うのであります。そして、信頼できるその方面の専門医の診察を受けさせ、結核でないことをたしかめると同時に、精神的な面からその症状が発展してきたものであることをつきとめ、ここではじめて神経質という診断を下して治療に入るのであります。またかりに潜伏結核であったとしても、私の療法は人体の自然良能を発揮させることによって治すものでありまして、けっしてムリなこと、過激なことをさせるわけではありませんから、潜伏結核にたいしても有害ということはなく、むしろ有効な作用をおよぼすのであります。

不眠のために死ぬことはない

小川（学生）　私は先生のご診察を受けたとき、家で七時間以上寝てはいけないと教えられましたが、それまで私は十時間も寝ていましたので、七時間くらいではとてもやりきれないと思いました。また、毎日仕事をしていなければならないといわれて、むやみに働きました。しかしどうにも苦しくてやりきれず、しまいには働けなくなり寝込んでしまいました。

こんど入院したのですが、十分眠らないままムリに働けば、疲労が重なって一週間かそこらのうちに倒れてしまうのではないかと思い、おそろしくてたまりませんでした。それで、もう倒れるか、もう倒れるかと心配しながら働きましたが、十日たっても、二十日たっても倒れません。三十日目に首のところがこってきましたので、こんどは倒れるにちがいないと思いましたが、やっぱり倒れませんでした。しまいには、倒れることを心配するのはばかげたことだと思うようになりました。

しかし、不眠にたいする不安がすっかりとれてしまったわけではありません。眠れないときには、徹底的にいつまでも眠らない覚悟でおればよいということでありますけれども、私はどうしてもそのような気持にはなれないのです。このようなときにはどうすればよろしいでしょうか。

香取（実業家）　私もかつては、不眠に非常に苦しみました。ことのおこりは、ある有名な医学博士が、人間は五日眠らなければ死ぬ、ということを雑誌に書いておられるのを読んだことで、それ以来不眠というものに非常に恐怖をもち、長い間苦しみました。その後先生のご診察を受け、「眠らなくともよい。とにかく七時間ほど横になってさえおればよい。人間は拷問でも受ければともかく、普通の生活をしていて眠れないために死ぬということがあるものではない」といわれ、すっかり安心して、それだけで不眠は治ってしまいました。そして私は、眠れないときには眠らないでいようと思えば、すぐ眠ってしまうものだということを、体験しました。小川さんも、言葉にとらわれないで体験されるとよいのです。

森田　人間は五日眠らなければ死ぬ、というある医学博士の言葉は、机上論であり、学者の空論であります。むかしから、餓死したということはよく聞きますが、不眠死したということは聞いたことがありません。じっさいに食物が手に入らなければ飢餓におちいるわけで、そのためにしだいに衰弱して死ぬということは当然おこります。しかし、睡眠はものを食べるのとちがって、いつどこでもできることです。連日の強行軍のときには、兵士は歩きながらでも眠り、十分間の小休止にも道ばたで熟睡するのであります。拷問されているときでも、あまり疲れれば眠らないとはいえません。

学者のよくやる実験で、たとえば動物を箱に入れ、床には先のとがった釘をたくさん立てならべて、動物が横になることができないようにし、一方食物は与えて、何日たって死ぬかを実験するとします。その結果、一週間目に死んだとすると、気の早い学者は死んだ動物の脳細胞の変化を検査したりして、「一週間不眠がつづけば死ぬ」というような結論を出すのであります。しかしもっと突っこんで考えますと、このような実験の場合、動物がいつまでも立ったままでいることによる疲労、釘の上に倒れたときの痛みや出血、そのためにおこる不眠などがどのような関係になっているか、なかなかむずかしい問題でありまして、一概に不眠死と断定することはできません。このような場合、結論を急ぎすぎて科学的な態度を失うとき、「人間も五日眠らなければ死ぬ」というような、とんでもない机上論を得々として発表する、ということにもなるのであります。

さて、香取君は「眠らないでいようと覚悟すれば、すぐ眠ってしまう」といいます。一方小川君は「そのように覚悟したら眠れるから、そうなりたいと思うけれども、なかなかそのような気持になれない」といっています。ここで小川君の言葉を検討すると、それは「眠れるために眠らない覚悟をしたい」と思うけれどもそれができないということで、これは明らかに矛盾しています。眠れるために……と睡眠をあこがれるとき、それは眠らないという覚悟にはならないわけです。

言葉で説明すると、なかなかややこしいけれども、実行あるいは体験としてはきわめて簡単なことです。小川君の場合、ためしに二日なり三日なり眠らずにいることを実行しさえすればよいのです。不安がとれないとか、覚悟ができないとか、とやかくいう必要はありません。不安のままに、私からいわれたことを、ためしに実行しさえすればよいのです。

香取　不眠の方は先生のおかげですっかり治りましたが、このごろは眠くてこまっています。それはどうして治せばよいでしょうか。

森田　眠いときどうすればよいかは、時と場合によっていろいろちがうので、一概にこうすればよいということはできません。第一に、ひとりでいて用事もないときには、ちょっと横になって眠ればいいわけです。第二にお通夜に行っているときとか講義を聞いているときとかは、眠ければ無作法にならず周囲の人に迷惑を与えないように、眠りながら起きているふりをする工夫をすればよいわけです。第三に汽車をまっているときとか、明日どうしても渡さなければならない原稿を書くときなどは、眠りこんでしまっては具合がわるいから、そのへんを歩きまわるとか、買物をするとかすれば気が変って、目がさめるものです。坐ったままでいて眠気をさますのは、なかなかむずかしいことです。

しかしムリにいろいろ工夫をしなくとも、私のいうように自然に服従し、境遇に柔順であれば、暇なときは暇なときのように、また忙しいときは忙しいときのように、自然に適切な行動がとれるものであります。むかしの中国の学者は、勉強するとき眠るのを防ぐために股にキリを刺したり、頭が下がらないように天井から縄を垂らしておいて首にひっかけたりしたということですが、そんなことはヤセ我慢のけいこにはなるかもしれませんが、実際の役に立つような学問はそうした勉強法からは生れてはこないでしょう。

いまでもおぼえていますが、私が九つのとき、父親からムリヤリに勉強させられましたが、そのとき「蒙求《もうぎゅう》」という漢文の本の半枚がどうしてもおぼえられず、フラフラ眠り出すのを、父親は「眠ってはいかん」と叱り、私を門の外に連れ出して歩いたりしました。父親といっしょに深夜の道を歩いていて、角燈をもった警官に行き会ったりしたことをおぼえています。こんなムリな勉強法は、教育上有害無益なことです。

劣等生が一躍優等生に

鈴木（医学生）　私は中学三年のはじめごろから不眠に悩むようになりました。父親からわがままだといわれて寄宿舎に入れられましたが、がまんできずに二カ月くらいで出てしまいました。このころから不眠もいよいよひどくなり、一日おきにしか眠れませんでした。

郷里の家は広くて部屋数もたくさんありましたので、私は家族の寝ているところから間をへだてて一番西の部屋に寝、音が聞えないように六枚屏風を二枚も立てておきました。それでもいろんな音が耳についてよく眠れず、台所の小さい音にもすぐ目をさましました。しまいには、土蔵の二階で寝ることにしました。眠るまで母にそばにいてもらいましたが、夜中の一時、二時ごろまでも眠られぬことが多く、苦しみもだえました。あけ方になって鶏の声を聞くときなど、ああ今日も眠れなかったと、やるせない思いでいっぱいでした。

あまりの苦しさに、夜中にソッと家を抜け出して、野原をさまよったこともあります。まず私の家の飼犬がかぎつけて、私のあとをついてきます。

つぎに、母と父が提灯をもってさがしにきます。私はわざと両親に見つからぬように逃げまわったものであります。ついに、中学三年は休学しました。あくる年もほとんど欠席つづきでありましたが、三学期に死にもの狂いで勉強し、おなさけで中学四年に進級させてもらいました。四年になっても不眠はつづき、眠れなかったあくる日は、終日ぼんやりしていて何も手につきませんでした。一日おきに眠れないので、学校も一日おきに出席していました。

同級生が高等学校の試験を受けるために猛勉強をしているのを見ると残念でたまらず、自分もこの不眠さえなければ人におくれをとらないのだが……と歯ぎしりしました。あるときは眠れぬ苦しさに癇癪をおこして、枕時計を投げつけたこともあります。「坊主が憎ければ、ケサまで憎い」ということわざがありますが、私の場合もそうでフトンを見てもシャクにさわったものです。妹の熟睡しているのを見ると、「おれは不眠でこんなに苦しんでいるのに……」と思って腹が立ってたまらず、家をひっくりかえしてやれと思ってナタを持ってきて、一本の柱を半分ほども切ったこともあります。また空気銃を買ってもらって、雀を射つことによってウップンを晴らそうとしたこともあります。

そのほか、不眠を治すためには、ずいぶんいろんな療法をあさりました。注射や飲み薬はもちろんのこと、紅療法、ハリ、お灸、電気その他効くというものは何でも試みましたが、少しも効果がありませんでした。ある人から天理教に入るようにとすすめられましたけれども、父が「神さまにすがってまで治す必要はない」といって断りました。また、父に温室をつくってもらい、草花などを栽培しましたが、知人から温室の方位がわるいといわれ、気味がわるくなってこわしてしまいました。また物置も方位がわるいといわれてこわしました。ところが、方位のことをおしえてくれた本人は、まもなく死んでしまいました。これによっても、方位など迷信であることがわかります。

四年生の三学期のときでしたが、偶然書店で先生の本を見つけ、めくってみると薬のことなど少しも書いてありませんので、不思議な本だと思って買いました。人から神経衰弱だと思われるのがイヤで、両親にもかくしてこっそり読んでいました。そのうち、学校の先生から森田療法で治った学生のことを聞かされ、私も治るかもしれないと思って矢もタテもたまらなくなり、入院のことを父にたのんだのです。

私は父と従兄に連れられて、先生のご診察を受けるために上京しました。田舎の村長のようなあまり風采の上がらぬ先生は、粗末な椅子に腰かけ、眼鏡越しに私の顔をチラチラ見ながらいろいろ質問されました。私は、自分の一番悩んでいることをいおうかいうまいか、と迷っているうち時間は過ぎ、先生の質問にたいしてもほとんど返事をしませんでした。そのために先生から「意志薄弱の疑いがある」といわれ、入院を断られたわけです。先生の自宅には神経質の患者だけを入院させることになっていたのです。しかし私ははじめから入院するつもりで、フトンも身のまわりの品も全部先生のお宅に送ってありましたので奥さまに無理に頼みこんで、入院させてもらいました。最初に絶対臥褥といって、一週間ばかり寝ることを命ぜられました。私は寒いすすけた二畳の部屋でまる七日間、天井の節穴を眺めてくらしました。

いままでの勝手きわまる生活は、もはやここではゆるされません。また苦痛を訴えたくとも、訴えるべき相手がありません。これまでは胃のことを心配して、食事はたっぷり一時間もかかってたべましたが、ここではそれもできません。私は、いままでとはまるでちがった生活環境の中に放り込まれたのです。これではたしてよくなるだろうか、と非常に不安でしたが、一週間目に起床をゆるされ、ぼつぼつ作業をしながら十日たち、二十日たつうちに、不思議にも不眠も、便秘も問題でなくなり、胃の調子もかえってよくなったのです。それは生活態度が自然になり、よく働くようになったからにちがいありません。ただ、夜夢を見たことをおぼえていると何となく気持がわるく、日記にそれを書いたところ、先生は「夢は楽しむものである」と批評されました。なるほどと思い、それ以来夢も気にならなくなりました。

私は、三十日の入院生活を通じて、何の無理もなく環境にとけこみ、仕事に取り組んでゆく生活態度を体得したのであります。私の人生は、このときを境として、ハッキリと明暗の一線を画しているといっても過言ではありません。

退院後、親戚の家で感冒《かんぼう》にかかり、一週間ほど寝ましたが、熱があり頭痛がしながら、窓外の緑を眺めて美しく感じ、不安なく寝ていることができたときに、自分の心境が以前とは非常に変っていることに気がつきました。

家に帰ってからも、以前とはうって変り、聞くこと、見ることすべてに興味と愉快を感ずるようになりました。先生の「神経衰弱と強迫観念の根治法」に出ている例ですが、普通二年間もかかってやる入学試験の勉強をわずか八カ月でやってのけ、見事に陸軍大学校にパスされた黒川さんのことを思い出し、思いきって勉強しましたところ、実力がグングンついてゆくのを自分で実感することができました。そして、学校の臨時試験には九十三点というよい成績をとりました。落第坊主の劣等生が、一躍して優等生になりましたので、先生をはじめみんなびっくりしていました。しかも私は、勉強ばかりやっているわけではなく、家事の手伝いなどもしながら勉強したのです。

つづいて浦和の高等学校に入学し、先生の家から通学しましたが、身体をつくらなければいけないという考えから、スポーツをやりながら勉強しました。こうして、私は人も見ちがえるくらいに元気になりましたが、思いがけず高校二年のときに母が亡くなり、非常に悲しい思いをしました。いままで心配と苦労ばかりかけた母親にたいして、これから恩返しができると張り切って勉強していましたのに、その期待が裏切られてしまって、こんなに残念なことはありません。……私は現在、東大医学部受験の準備中でありますが、もし私の不眠その他の症状が治っていなかったとしたならば、母は最後まで私のために苦労したでありましょうが、幸い私の症状が治って勉強もできるようになり、将来はどうやら一人前の人間になれるということを母に知らせ、安心させることができましたのが、私のせめてものよろこびであります。それにつけても、先生にたいして何と申し上げてよいかわからないほど、ありがたく思っているのであります。

中庸こそ正しい道

馬場（主婦）　あるお医者さんから肺尖カタルといわれたときから心配になり、いろいろの呼吸器病の病院に通いました。よく眠らなければいけないといわれ、眠る工夫ばかりしてかえって眠られず、居ても立ってもいられないような苦しいときがありました。また、食事も進まず、こまりました。その後、森田先生のご診察を受けましたところ、普通の医者とはまるで反対で、眠らなくともよい、食べられなくとも差支えない、といわれます。それではますます身体がまいってしまいはしないかと心配しましたが、もし先生のいわれるとおりに実行して身体がわるくなるようなことがあれば、先生の家に坐り込んでもとの身体にもどしてもらおうと決心してやりましたところ、すっかりよくなりました。その後はまったく健康で元気になり、今日に至りました。

森田　先日、馬場さんのお母さんにお目にかかりましたら、馬場さんの以前の病気のときの様子を話し、見ちがえるくらい元気になったといって、たいへんよろこんでおられました。精神科医である森田の診察を受けると聞いたから、いまごろはきっと精神病院へ入れられていることだろうと思って娘の家に行ったところ、診察の結果、三、四十日で治るといわれたと聞いて、大よろこびしたとのことであります。そのとき、お母さんから聞いたおもしろい話があります。馬場さんが私のところに入院される前のことですが、馬場さんは苦しさのあまり、「居ても立っても、いるところがない」といったそうです。それにたいしてお母さんが、「お祖母さんの家でも、お母さんの家でも、どこへでも好きなところにいられるではないか」といったとのことです。このように、煩悶のない人の思いやりというものは、現に煩悶している人の気持とまるでくい違うからおもしろいではありませんか。

さて、肺尖カタルの人はずいぶん多いですが、私のところでは肺尖カタルの疑いのある人にはけっして無理なことをさせないようにしています。低い熱が出ても、その熱の性質をくわしく調べて、安静と活動の度合を適切に定めなければなりません。

神経質の患者は、独断的な考えにとらわれるために、両極端に走りやすくていけません。一方では無理な安静をまもっているかと思えば、ときには乱暴なことを平気でやっていることがあります。

話は少し変りますが、このごろ血圧の亢進ということが非常にやかましくいわれるようになりました。物質医学論者は、血圧を下げる注射をするとか、安静にするとか、やたらにそんな方法ばかり講じています。しかし、血圧の亢進を問題にするのは、第一に血管の破裂を恐れるからであります。血管の破裂は、血圧の急激な変化からおこります。つまり、血圧が急に上がったりするときにおこります。たとえば荒川はふだんは水が少なくて水圧が低いけれども、洪水のときには急に水量がふえ、水圧が高くなるので堤防が決壊します。隅田川はいつも水量が豊かで水圧が高いけれども、雨がふっても水量にそれほど大きな変化がないから、堤防のこわれることはめったにありません。
血圧の高い人が血圧の下がる注射をすれば、その薬効のなくなるとき、その反動で血圧が急に高まる危険があります。またふだん寝てばかりいれば、ちょっとびっくりしたり、便所でりきんだり、少し重いものを持ち上げたりしても、それが急激な変化となり、身体の激動となり、血圧の亢進をきたして、血管破裂の危険が生ずるのであります。それに反して、ふだん適度の活動をしておれば、少しぐらいの身体の激動も、それほどの変化とならず、血圧の大きな変化をおこさないので安全でありま す。このように、私どもの日常生活に照らして考えると、物質医学の机上論では割りきれないことがわかるのであります。このへんのことも、やはり医者と非医者の両極端に走ることは危険であり、中庸の道でなければならないのであります。

また、「溺れる者はワラをもつかむ」という心理から、多くの患者が何々の注射をしてみたいといって、私のところに相談にくることがあります。私が「その効果はアテにならない」といえば「とにかく、今日の医学でできるだけの手をつくしたい」といいます。私があてにならないといったのはじつは「効能がない」ということを遠まわしにいったものであります。それがわからないで、できるだけの手をつくすとすれば、それは最善をつくすことにはならないで、じつは学医の実験材料になったり、商医の食い物になるだけのことであります。

何でも変った新しい療法をやりさえすれば最善であると思うのは、医学にたいする迷信でありま す。非医者はその無知のために危険であります。学医や商医は人間を物件視するから、おそろしいのです。良医をえらぶことを忘れてはなりません。

端（医学生）　先生のところに入院する前、五、六年間肺浸潤《しんじゅん》で治療していました。入院してのちに、はじめはとにかく働かなくてはいけないと思っていました。ところが雨の降る日、私が傘なしで庭先を通ったのを先生が見られ、「ぬれてはいけない」とレインコートを貸して下さり、「身体を大事にしなければいけない」といろいろ心がけを教えて下さいました。そのとき私は、私の身体のことまで知って心配して下さると思い、非常にありがたく感じました。

4 読書恐怖、書痙、どもり恐怖

読書恐怖は欲ばりから

(1) 読書恐怖の人は成績がよい

佐藤（十八歳・学生）　私が読書恐怖という強迫観念にとりつかれましたのは、十六歳の秋のことでした。試験を間近にひかえて準備しているとき、教科書をどんなに読んでも、その意味がわからないのです。

机に向って端坐し、精神を統一しようとあせるのですが、あせればあせるほど、ますますわからなくなります。英語の本はどうやら読めましたが、そのほかは全部この恐怖にとらわれました。こんな苦しい精神的な煩悶をもちながら、試験後の成績は四番でした。しかし私の気持では、そんな成績のことなどはどうでもよい、ただどうしてこんなに本が読めないのだろうか、とそればかり苦にしていました。そして自分より成績のわるい人でも、その人が本を楽しそうに読んでいるのを見ると、うらめしいやら、うらやましいやらで、心をかきむしられたのでした。どうすればこの苦しみから逃れることができるかと、いろいろ工夫もしました。精神病院に行って医者に相談しましたが「神経衰弱だから静養した方がよい。日曜には教会にでも行って心を静めたがよかろう。気を大きくもって、あまり小さなことを気にかけないように……」と注意されました。しかし気にかけまいとすればするほど気になり、煩悶はますます大きくなるばかりです。

まわりまわって、根岸病院で先生のご診察を受けましたところ、「あるがまま」ということを教えられました。ところがこんどは「あるがまま」になろうと努力するようになり、一つ一つ言葉にとらわれてしまって勉強もろくにできなくなりました。そのため急に成績も悪くなり、苦しさに堪えかねてとうとう入院するようになりました。

入院して臥褥療法六日間、起床をゆるされてから六日目に、家庭の事情でやむなく退院しました。まだ十分治るというところまでゆきませんでしたが、退院後の注意を先生にお願いしましたところ、「理屈をいってもわからないから、ただ働きさえすればよい」といわれ、ひどく物足りなく思われました。しかたがありませんから、先生のお言葉をそのまま実行しているうちに、ある日机に向っているときハッと悟るところがありました。それを言葉であらわせば、〝試験勉強は誰だって苦しいし、誰だってそうたやすく本の内容が理解できるものじゃないんだ。ただ苦しいのをがまんしてやるよりほかはない〟ということでありました。それからはずっと気がラクになり、普通の人間になることができましたのでくぼんでいた頬もまるくなり、ごらんのとおりニコニコした顔になりました。

森田　佐藤君がかつてどんなに苦しんだかは、いまの話の様子で私にはよくわかりますが、強迫観念の体験のない人にはなかなかわからないものです。また、読書恐怖以外の強迫観念に悩んでいる人は、「読書恐怖なんて、生命にかかわるわけではなし、大したことはないではないか……」などと考えて、あまり同情しないものであります。同情しない上にさらに反感をもち、あるいは嘲笑して、

「成績が四番だというのに、それで読書ができないとこぼす人の気が知れない。あまりにバカバカしい話ではないか。自分のような不眠や赤面恐怖の苦しみとはとても比較にならない」とか考えるのであります。このような考え方をするうちは、けっして治ることはできません。形はいろいろちがっても、強迫観念の根本は同じなのですから、ほかの人の強迫観念の苦しみが理解でき、同情を持てるようになれば、自分の強迫観念も自然に治るようになるものであります。

はじめはお世辞でもウソでもよろしいから、「なるほど、あなたも苦しかろう」といえばよいのです。それが、形の上から治してゆく方法で、しまいにはほんとうに治るのであります。それには、「南無阿弥陀仏」と念仏をとなえるくらいのご利益があります。「良き人の仰せに従いて、念仏申すまでのことなり」と親鸞上人がいわれたように、たとえ少しもワケはわからなくとも、ただ口でいいさえすればよいのです。ところが神経質者は、正直すぎる上に強情であるから、なかなかアッサリとそういえないところに問題があります。「なるほどもっともだ、そうに違いない」と自分で納得するまでは、「あなたも苦しかろう」とかきわめて簡単なことでも、けっしてウソのお愛想をいったりしないというふうです。外形から治してゆくのを「他力の法」とすれば、自分で会得しようとするのは「自力の法」といえます。ところが自力で悟りを開くのはなかなかむずかしく、他力の法では四十日で治るものが、自力の法では五年、十年かかっても治るとは保証できないのであります。

なお佐藤君の場合、読書ができないといいながら、成績が四番だというのはなかなかおもしろいことです。これまで私のところで治した読書恐怖の患者はずいぶんたくさんいますが、その中には東大法科を一番で卒業した人で、六年来読書恐怖に苦しんだ、という例があります。読書恐怖に苦しむのは、みんな学校の成績が優等の人であります。これらの人たちは、まるで申し合わせたように、「成績などはどうでもよい、ただ読書がラクにできないのが何より苦しい」と訴えるのです。そんな考え方をするのを、私は〝気分本位〟と名づけています。ひとたび机に向い本を開けば、どんなむずかしいことがらでもたやすくスラスラと理解し、何の骨折もなく片っ端から記憶してしまわねばならない、というのが気分本位で、事実というものを無視した虫のよい考えなのであります。優等な成績をとるのには、相当に読書に苦しまねばならないのは当然のことであります。成績優秀でありたいから、したがって読書の苦痛があるのです。成績などどうでもよいと思っている人には、読書恐怖のあるはずがありません。そのような事実を正しく認めさえすれば、もはやそこには強迫観念は成立しないのです。成績を上げたければ、読書の苦痛はあたり前のこととして受け入れてゆくだけであります。

苦痛の大小は、欲望の大小に正比例するものです。一万円を得るには一万円相当の骨折をすることが必要ですし、虎児をつかまえるには危険をおかして虎穴に入らなければなりません。「成績はどうでもよい、ただ気持よく読めさえすればよい」というのは、自分で自分の心を欺いているのです。もしほんとうに成績などどうでもよいのだったら、毎日小説ばかり読んでおりさえすればよいはずです。しかし、そんなことではとうてい満足できないのが、読書恐怖にかかるような神経質者であります。そこが神経質者と意志薄弱者の根本的に相違するところです。ただ、強迫観念に悩んでいるうちは、自覚が足らず、気分本位に支配されているのであり、正しい自覚を得さえすれば、強迫観念に悩むこともなく、普通の人以上に能率を上げてゆくことができるのであります。

⑵　自覚するだけで治る

自分というものを正しく、ありのままに認めるのが自覚でありますが、ここで少し注意しておきたいことは、自覚を得るには自分の本性を正しく深く細密に観察し認識しさえすればよいのでありまして、それ以上のやりくりは一切無用だということであります。怠けてはいけない、読書に興味を持たなければならない、人前に出てもオドオドしてはならない……というように、人為的な小智や悪智でやりくりしようとするのがもっともいけません。ところが今日の家庭教育や学校教育でも、また修養団体や宗教などでも、大ていはそのようなことを教えるので、じっさい始末がわるいのであります。

例を上げて説明しましょう。いまここに湯呑みがあります。これは薄焼きの磁器であって、家伝来のもので、むかしの名の知れた陶工の作ったものです。値段に見積れば十万円はするでしょう。それだけを確認しさえすればよいのです。それだけのことがわかれば、とりあつかいもおのずからていねいになって、けっして取り落して割ったりすることはありません。ですから、取り落さないように注意しなければならないとか、容器からの出し入れも静かにしなければならない、とかいうのはよけいなことで、そういう考え方はかえってじゃまになり、間違いをおこすもとになるのであります。茶器をもつときの礼法なども、あまりやかましくいうと、「静かにといえば遅く、動けといえばさわがしく」というように、身体がこわばって進退が自由にならず、つい貴重なものを取り落して破損し、安物を大事にする、というような矛盾だらけになるのであります。私どもは、自分の扱う物の値打を、正しく認めてさえおれば、思いがけない間違いはおこさないものであります。

また赤面恐怖を例にとりますと、赤面恐怖の人は、まず自らかえりみて、自分には成功したいとか、立派な人間になりたいとかいう欲望があるかないか、ということを自覚することが大切であります。赤面恐怖の人が何とかしてそれを治したいといいます。「なぜ治したいのか」と聞くと、「苦しいから」と答える。「ではなぜ苦しいのか」と聞くと、「人前で赤面するから……」と答える。これでは循環論であり、ぐるぐるまわるだけでありましてはてしがありません。それは自覚が足りないからであります。なぜ赤面恐怖を治したいかといえば、人間として発展したい、えらくなりたいからです。発展したくなければ、何も骨を折って赤面恐怖を治す必要はなく、なるべく人に会わないように引込んでおればいいわけです。しかし発展したいのなら、ふるえながらでも面接試験を受けなければなりません。要するに、どのような目的にたいし、どのような手段をとるべきか、ということを正確に設計し、実行してゆけばよいのです。私の家でも昨日畳がえをしましたが、客間、茶の間、仕事部屋など、それぞれの目的にしたがって畳表《たたみおもて》の種類もかえ方もちがうのです。また、人が住んでいるから畳がえが必要なのでありまして、人の住まないところに畳がえをする必要はないのであります。

今日私が診察した外来の患者で、こんな例があります。十三年くらい前から、人の顔が自分にたいして怒っているように感じられ、それがひどく気になるようになり、また五年ほど前から人のせきばらいが何だか自分にあてつけているように感じられて、苦しくてたまらないというのです。最近三年間は、人のせきばらいが聞えないように耳にゴムのせんをしていたが、それでも聞えて苦しいので、しまいにはとうとう家に閉じこもったまま外出することもできなくなった、ということです。これは、読書恐怖や赤面恐怖と同じように一種の強迫観念でありますが、自分は何を目あてに生き長らえているかということの自覚が足りないために、そういうことになるのであります。

家にとじこもったまま外出ができないという例では、かつて六年間まったく外出しなかった赤面恐怖の患者が、ここで治って工科大学を卒業したことがあります。また心臓麻痺恐怖で、二十二年間も家を出たことがない、という婦人もありました。

もしそれが自覚の上での苦行ならば、それ相当の成果も上がり、本人の満足もあるわけです。むかし、エジプトのシモンスチリタスという坊さんは、石の柱の頂上に立つこと二十九年という長期におよび、多くの善男、善女の尊敬と信仰を得たということです。また、達磨大師の面壁九年《めんぺきくねん》は誰でも知っていることです。

このような、自覚した上での行いならばよいけれども、強迫観念者の場合はそれとはちがい、ああもしたい、こうもしたいけれども苦しくて恐ろしい、というふうで、欲望と恐怖の間を行きつ戻りつウロウロするばかりで、戸惑いしている状態でありますから、何年経っても何ら得るところはなく、ただ苦悩にさいなまれるだけであります。しかし、それが強迫観念であり、ひとたび自覚することができさえすれば、十年二十年の迷いでも、かならずいっぺんに悟ることができるのであります。

書痙も心のはからいから

行方（保険会社員）　私は久しい間、書痙に悩みました。三十歳をすぎてからのことですが、会社でペンをもって報告書を書いていると、手首の筋がひきつるような感じで、ペン先は自分の意志に反した方面に動き、思うように字が書けません。それがきっかけで、書痙というやっかいな病気にとりつかれてしまいました。何とか手がふるえないようにと、工夫すればするほどわるくなりました。字が書けなくなっては、会社員としての自分の生涯はめちゃくちゃだと思い、いろいろの医者を訪ね、さまざまの療法を受けましたが、どうしても治りません。一流大学の付属病院にも通いましたが、少しも効果がありませんでした。とうとう私は、西洋医学では治らないのだろう、と思うようになりました。なるほど西洋医学では治らないはずで、医大の教科書を調べてみたら、「書痙は神経系統の疾患にして、予後おおむね不良なり」と書いてありました。だから医者は、書痙が治らぬ病気だと知りながら、患者がくれば注射をしたり、薬をのませたりして、しかるべくあしらっているわけであります。

私の場合も、ある某大学の某博士にかかり、二カ月ばかりも電気をかけられました。それでも、いっこうに治りそうにないのに、いつまでも「もうこなくてもいい」とはいいません。その博士も自分の著書の書痙のところでは治らない病気だと書いていますけれども、私のような書痙の患者がゆけば、やはり治療してくれるのです。このように、治せないと知りながら、いつまでも患者を通わせておくという医者の気持が私どもにはわかりません。

しまいに、私は森田先生と宇佐先生のところに入院し、ようやく会社員としての仕事も一人前にできるようになりましたが、手がふるえるのをやめよう、やめようと努力する心が、いまでもとれなくてこまります。はからう心がいけないと知りながらも、どうしても自然にはからうようになってこまります。

森田　どうせ、「はからう心」はわれわれの心の自然でありますから、その「はからう心」そのままであるときに「はからわぬ心」になるのです。手のふるえるのをやめよう、やめようとする心でもよい、とにかくそのままで毎日の勤めをはたしてゆけばよいのです。

ただペンの持ち方はけっして自分の気持のよいようにいろいろに持ちかえることをしないで、かならず正しい持ち方をして、書く字が不格好でも、また書く速度がのろくとも、とにかく人が読めるようにハッキリ書くということを忘れさえしなければよいのです。要するに自己流のやり方で書痙をよくしよう、治そうとすることを実行さえしなければよいのです。

なお、行方君が「わからない」という医者の気持について説明しますと、医者もほんとうの大家になれば、診断のつかないものはつかない、治らないものは治らないと、ありのままにいうことができます。けれども、未熟な医者、あるいは田舎の医者などは、診断がつかないとか治らないといえば、患者からけいべつされると思っていわないのです。事実患者の方でも、「診断がつかない」という医者をダメだとけいべつして、二度とかからなくなることがあります。そういう患者は、診断がつかないものはつかないと、ありのままにいう医者がもっとも良心的で信頼するに足る医者であることを知らないのです。つまり、一般の患者の考え方がまちがっているために、医者もあまり正直では口が干あがることになるので、よろしく患者をあしらって治療をつづけるということにもなります。

しかし呉服屋でも、信用のある店では、お客が反物を買うとき、これはおためになりません、洗濯がききません、とかいって、しいて売りつけようとはしません。まして、世の人の尊敬を受ける立場にある医者は、患者のためにならないような治療をしてお金をとったりしてはいけないはずであります。しかしそうはいっても医者も人間ですから、医者の中にもいろいろな人がいるのはしかたのないことです。やはり、私がかねていっているように、職業の高下によって人の品性が定まるのではなく、人の品性によってその職業の尊さ、卑しさの差違を生ずるのであります。

それから、医者にもいろいろありますが、その中で学医というものは、一見上品でえらそうに見えますが、じつは患者にとってはもっとも危険なものであります。自分が手がけた経験のないもので、珍しい病気にたいしては、研究のためにいろんな療法をやってみるのであります。研究のためにやるのなら、治療費をとらなければいいではないか、という意見もありましょうが、実際問題としてはそういうわけにはゆきません。患者の方では、金をとられるからその療法が効くように思ってありがたがるわけで、金をとらないとその療法の効果を疑ってこなくなりましょう。

どもり恐怖はこうして治る

近藤（学生）　東大の社会学部の学生です。どもり恐怖で一昨年の春、四十日ばかり入院しました。はじめに先生から、入院希望者が多すぎるから成績のわるい者は分院の方にまわすといわれましたので、分院にまわされたらこまると思って一生けんめいにやりましたら、はじめの一週間ぐらいはわりに成績がよくて先生からほめられました。ところが、私はすぐいい気になる性質のため、うぬぼれが出て二週間目ごろからしだいに成績がわるくなってきました。そのうちに学校の授業がはじまりましたので、まだ完全には治っていませんでしたが退院することにしました。ちょうど退院の前の晩に形外会の例会がありましたが、先生が私の日記について批評されたお言葉に不満があって、何とかいいわけをしてみたくなりました。それで立ち上がって弁解しましたところ、不思議にもスラスラといいえたのであります。はじめて私が先生の診察を受けたときには、ハイとかイイエとかしかい・・ものがいえたのであります。

えず、父親が代って私の症状を説明してくれたのであります。この形外会のときから心機一転したとでもいいますか、いまではこのように皆さまの前で普通にしゃべることができるようになりました。

森田　強迫観念の中で対人恐怖はとくに治りにくいが、どもり恐怖はさらにそれより治りにくいというのが、私のいままでの経験であります。この近藤君がまだ心機一転しない前のこと、形外会で自己紹介をするとき、行き詰ってしまってまったくものがいえなくなり、数分間もそのまま立往生したときには、はたで見ているのも気の毒なほどでした。とうとう自分の名前すらもいえなくて、そのまま中止したのでした。この人はどもるうちでもとくにカ行の発音が困難なので、「近藤です」のコの音が打出せなくてそのまま行き詰ってしまったのであります。最初に「コ」が切り出せなければ、「アノー近藤です」とでもごまかせばよさそうなものだけれども、神経質の人は馬鹿正直でそんな融通はきかないのです。

近藤君は入院当初なかなか成績がよかったので、私もついついほめたところ、それが同君にとっていけませんでした。こんなときは、知らんふりをしているべきであります。ほめてはいけないということは、もちろん私も知っています。知っていながら、ついほめたい衝動に駆られてしまい、その実行がなかなかむずかしいのであります。このほめることをこらえるのは、叱ることをこらえるのと同様になかなかむずかしいものであります。モンテッソリー女史は幼稚園教育について、小児に賞罰はすべて有害無益であるということを、とくに主唱しています。

近藤君の日記は、なかなかの名文です。そもそも文章は、精神の内容や事実の適切なる表現でなくてはなりません。いかに美辞麗句をつらねても、内容が乏しければ立派な文章とはいえません。近藤君の日記を読んでみます。

「地下鉄で浅草にゆく。今日のように雑踏にもまれたことははじめてである。たえず心がハラハラしていた。ハラハラしている方が、落着いているときよりもらくであることを知った。以前ならばこんなとき、落着こう落着こうと努力して腹式呼吸をやったり、人を見下したりしたものである。人間の心は、風船玉のように、いつもふわふわただよっているのが自然であると思う。空中をただよっている方が風船玉にとっては安定である。風が吹いても、風の吹くままに流されているからなかなか破れない。これに反して、風船玉を一定のところに固定しておくと、少しの風にあってもたちまち破れるのである。」

竹内　現在ども・り・恐怖に苦しんでいる者ですが、舌がひきつるときには声がふるえ、舌のひきつらないときには声もふるえません。商業学校時代に学校で本を読まされ、声がふるえたのがきっかけで発病し、だんだんわるくなりました。森田先生の本を読み、「柳は緑、花は紅」というように、ありのままでゆこうと思っていますが、どうもうまくゆきません。調子のよいときは完全にゆけますが、調子のわるいときはダメです。このごろはよほどよいのですが、やはりども・り・恐怖がのこっています。入院したいのですが、暇がなくてできません。学校時代には医者から神経衰弱だといわれましたが、信じませんでした。その後、大学に入学しようとしてムリな勉強をしたので、ますますわるくなりました。私の場合は、とくにサシスセソの発音がむずかしく、夢の中でも自分が先生から指名され、本を読まされて苦しんでいることがたびたびあります。一日の半分ぐらいはどうやら普通にゆけますが、たくさんの人の中にいるときや、本を読まされているときには、声がふるえはせぬかという恐怖がつよいのです。

ある人が雑誌に「刀を振り上げて人を斬るとき、迷いがあっては斬れぬ。人を斬るときのつもりでやれ」と書いてありましたが、そういう気持でやればいかがでしょう。

森田 あなたは刀をふるって、人を斬ったことがありますか。

竹内 ありません。

森田 したことのない例を挙げるのが、一番よくありません。それは虚偽であるからです。人を斬ったことのない人に、人を斬るときのような気持になれといっても、それはムリなことです。普通よく、「必死になってやれ」とか申しますが、それも同じことです。経験のない例を挙げて説明すると、こんがらかってだんだんわからなくなります。

私なら、誰でも経験のあるような例をひいて説明します。雨の中を傘をささずに行く気持で行け、というのならわかります。飛行機に乗ったこともない人に、太平洋の上を飛んだ気持になれ、といってもわからないでしょう。

くどい説明はいらぬ

佐藤 倉田百三氏の『絶対的生活』という本には、強迫観念に悩んだ経験がくわしく書かれていますが、それによっても強迫観念の苦痛がいかに深刻であるかということがわかります。

四年ほど前に、私は読書恐怖にとらわれるようになりました。学校の成績は前には二、三番でありましたが、その後ガタ落ちに落ちて、とうとう落第してしまいました。以前の成績のよかったころのことを思うと情なく、居ても立ってもおれないような苦しみでした。そして、進むに進めず、退くに退かれず、進退きわまったとき、釈然として悟るところがありました。理をすてて実につくということを決心し、勇猛心を発揮して捨身になって勉強しました結果、ふたたび優等になり、こんどは一番になることができました。

私どもの人生は、苦悩不安の連続であって、それを受け入れてゆくほかはありません。私の読書恐怖が治ったといっても、気らくに本が読めるようになったのではなく、苦しいままに学生のつとめとして本を読んでいるのであります。ですから、倉田氏の言葉のように、「強迫観念が治らずに治った」といえるのであります。治らないまま、悩みのあるまま、とにかく必要なことをやってゆく、それが悟りであると思います。「あるがまま」になろうとすれば、それはすでに「あるがまま」ではありません。悟ろうとせず、悟れないままの生活の中に、悟りがあると思われるのであります。

先生は、世の中をありのままに見、ありのままにいえと申されましたが、まことに千古の至言であると思います。私の「あるがまま」は、ひたすらに生きたいということであります。今日も明日も、今年も来年も、自分に与えられた生命を生き尽したい。空想的な夢を追う生活を絶って、実践的境涯にはいりたいと思います。

森田　佐藤君のいまの「あるがまま」の説明はすこしくどい。くどくなると、「あるがまま」からかえって遠ざかることになります。倉田氏の「治らずに治った」という言葉も、説明にとらわれていて、いくらかまだ強迫観念の名残りがあり、「あるがまま」になりきるところまで行っていないのではないかと思われます。

強迫観念のとらわれがなくなり、普通に勉強も仕事もできるようになったら、ただ「治った」といえばよいのです。「治らずに治った」などというと、何のことやらわからなくなります。なぜなら「治らずに治った」という言葉には矛盾があるからです。たとえば朝、顔を洗う水が摂氏四度であるけれども冷くないといえばそれは正しい言葉づかいでありますが「水は冷いけれども冷くない」といえばそれはまちがった言葉のつかい方であります。

私はいま、一貫匁以上の重さの衣類を身につけていて、少しも重さを感じません。それをことさらに、「重いけれども重くない」というような、もってまわった表現をする必要はないでしょう。「重くない」だけでたくさんです。

なお、私どもが着ている着物をなぜ重く感じないかといいますと、それはつぎのような理由によると思われます。いまは冬の寒い時期ですから、もし裸になるとふるえるという筋肉運動がおこります。この筋肉運動が重い着物を支えているという力に変化して、ここに調和がとれているわけです。外界と自分との調和がとれているときには平静であって、違和感がありません。つまり主観的には「重くない」のであります。

もともと強迫観念というのは、心の悩み、つまり主観的な苦しみにたいして名づけたものであります。夏の暑いときに着物をたくさん着ると重くて苦しいですが、主観的な苦しみであるという点ではそれと同じことであります。強迫観念は、自分の心に浮かぶある種の気分や考えを、普通でないことあるいはいけないこととして無理になくしようとするためにおこるものでありますが、それを当然のことと思えばもはやそこに悩みはありません。すなわち、強迫観念は治ったといえるのであります。

5 夢の状態に似た神経症

窃盗恐怖と不潔恐怖

吉田 私の症状は一風変ったもので、皆さまには想像もつかないかもしれません。症状はいろいろありましたが、一番苦しかったのは窃盗恐怖で、往来で煙草の吸いガラが落ちているのを見ると、それを自分が盗んだと人に思われはしないかと恐怖しました。学校でも煙草の吸いガラを見つけると、それをそのまま見捨てて帰るのが不安心で、夕方まで学校に残っていたことがあります。

窃盗恐怖になった動機をお話しますと、あるとき三越の食堂で寿司を食べました。食べおわってその代金の五十円を寿司の容器の中に入れて帰りました。金を入れたことは自分でチャンと承知していながら、食い逃げをしたと思われはしないかと心配になり、毎日ガマ口の中の金を計算し、自分で自分に「大丈夫、大丈夫」といって聞かせて、安心をもとめていました。その後物を盗むという恐怖がいろいろの物にたいしておこるようになり、学校付近で家に着物を干してあるのを見ると、それを盗んだのではないかと恐怖し、家に帰ってからもどうしても安心ができないので、また省線電車にのって見にゆき、それでも安心ができなくて夕方家の者を連れてさらに見にゆく、というふうでありました。しまいには目に触れるものをすべて盗んだような気になり、家で食べる、ご飯のおかずもよそのものではないかと恐れ、家族の者に〝うちのものだから大丈夫〟ということをくりかえしいってもらって、やっと安心して食べるというありさまでありました。

また不潔恐怖になり、自分の手や身体に不潔なものがつきはしないかと極度に恐れました。新聞の三面記事を見ても、毒にかんする記事があると、自分にも毒がついたような気がし、やたらに手を洗いはじめるのでした。私が手を洗うときには、家の者に私のまわりに集まってもらい、一、二、三！のカケ声とともに洗いはじめるのです。石鹸は一つのものを二度三度と使うのは不潔だからと思って小さく切っておき、それを一回に三つずつ使いました。あまり洗いすぎて、手の色は紫色になってしまいました。厳寒のときでもそれをやるのです。しまいには裸になって、身体中を半日がかりで洗ったこともあります。やめるときには、母や弟に「よし」とカケ声をかけてもらうのでなければやめることができません。ときにはカケ声をかけてもらってもやめることができず、手を洗うのに三時間もかかったこともあります。あるときは、自分の触れたもののすべてが毒であるように思われ、お菜を全部穴を掘って埋めてもらったこともあります。

それから、私の恐怖はさらにひろがって、人を傷つけはしないか、殺しはしないかという恐怖にとらわれるようになりました。街を歩いていて、目に入ったある人を傷つけはしないかということが気になりはじめると、その人が家に帰るまであとをつけてゆき、傷つけはしないということをたしかめて帰りました。それでもなお不安で、家の者をやってたしかめてもらうというふうでありました。

また病気にたいする恐怖もつのり、新聞で梅毒や淋病の薬の広告を見ることさえもおそろしく、梅毒や淋病でもないのにその薬を買いにやったり、またそのばい菌が自分の手についたように思って洗いはじめるのです。また、私の店の番頭が淋病になったということを聞いてはその番頭が恐ろしくなり、その声を聞くのも苦しく、たえきれずに泣き出したこともありました。こうして私はだんだん身動きができなくなり、しまいには寝床についたまま起きることもできなくなりました。

弟が新聞で森田先生のお話を拝見し、母に連れられて入院することになりました。入院してからも苦しみはつづき、なかなか手を洗うことをやめませんでした。ある日先生の奥さまから、「いつまでも手を洗うことをやめなければ退院させる」と叱られ、そのときはせっぱつまって声を上げて泣いてしまいました。そうしているうち、いつとはなしに治ってしまい、いまではどうしてあんなに苦しかったのか、以前のことが夢のように思えるのです。いまでは元気で学校にゆき、家の手伝いなどもしております。

森田　吉田君が苦しかったことは、いまのお話によってよくわかります。自分の症状を説明するのに、「死ぬほど苦しかった」とか、「不潔が気になってたまらなかった」とか抽象的にいってもほかの人にはわからないけれども、吉田君のように自分がじっさいにやったことを具体的に説明すると、その症状がはっきりわかり、まだ治っていない人たちにとっても参考になります。

私の本には、二十四歳の女性で、吉田君に似た強迫観念の例を挙げてあります。この患者も吉田君のように、床についたきりで一年以上も起きることができず、しまいには衰弱して危篤状態になったことがあります。この患者は家のそばを牛が通れば自分がその牛を盗んだのではないかと思い、お寺の鐘の音を聞けば自分がその鐘を盗んだのではないかと思って苦しくてたまらない。それで、その鐘がなくなっていはしないかということを、父親に見てきてもらうのです。父親も門を出てもじっさいに見にゆくのではなく、しばらくして帰り、「大丈夫、鐘は盗まれていない」ということを患者にいってきかせるのです。その患者もまた、父親がじっさいに見に行ったのではないことを知りながらも、そのようにいってもらって、少しでも自分の気持をラクにしようとするのです。

みなさんは、吉田君やこの患者のような話を聞かれれば、ずいぶんばかげたことだと思われるかもしれません。しかし、それは自己観察が足りないからでありまして、私どもの心は少し深く自分で観察して見れば、お互いにいくらもちがわず、吉田君のような気持になることはたびたびあることです。それを一番簡単に体験することができるのは、夢を見ているときです。煙草の吸いガラをぬすむとか、釣鐘をぬすむとかいうような気持は、普通の人の場合目がさめているときにはめったにおこりませんが、夢の中ではそんなことはいくらもあります。火の玉のようなものに追いかけられて宙を飛び屋根をこえて逃げることもありますし、ある人の身がわりになって自殺するというような芝居じみたこともやるものです。夢はその性質として、自分の気分や考えが、そのまま実感あるいは実景として心にうつるのでありまして、夢の内容をそのまま事実と信じているのであります。それは、夢を見ているときの精神状態には周囲にたいする見さかいがないからでありまして、ただ気分だけに支配されているからであります。だから、私どもの日常生活におきましても、気分本位、感情本位の考え方にとらわれ、それをどこまでもおしすすめてゆくと、しまいには夢を見ているのと同じような状態になってしまうのであります。吉田君が治ってからのちに、「以前のことが夢のように思える」といっていることによっても、そのへんの事情がよくわかるのであります。だから私どもは、夢について理解をもてば、強迫観念に悩んでいる人の気持もたやすく知ることができ、また同情することもできるのであります。

しかし、普通の人は夢などには無頓着ですから、じっさいには毎晩夢を見ているのに、自分では夢を見たということさえ知らないのです。神経質者が不眠に悩まされ、あるいは夢を病的と考えるときに、はじめて毎晩夢を見ていることに気がつき、あたかもそれが不眠の証拠であるかのように思って恐怖するのです。このとき、夢を正しく興味をもって観察するならば、人間心理の奥の奥がわかるようになるのです。私どもは自分の心理を、つねに深く深く観察してゆけば、自覚し、正覚し、大覚することができるのであります。強迫観念の心理でも、あるいは狂人の心理でも、少し深く自分の心を観察すれば、自分の心にもそれと同一あるいは共通の心理があることがわかるのであります。したがって、あらゆる人の心理にたいして平等観をもつことができるのです。親鸞が泥棒を見ては自分にも同じ盗心があると考えたのは平等観であります。また、人間は誰しもよい人になりたいという心がひそんでいます。その点に着眼すれば、泥棒にも白痴にも仏性があるといえるわけであります。

ここでみなさんが平等観に目ざめるならば、吉田君のような神経質症状に深く悩んだ話にたいして、なるほどと思いあたり、同感し、共鳴することができ、お互いに調和し、融和することができるようになるのであります。それとは反対に、人の苦悩を、「そんなことに苦しむ人の気が知れない」とあざ笑い、自分ばかりが人のわからぬ苦悩に悩んでいると思い込んで互いに反目し合うときには、神経質症状はわるくなるばかりであります。

神経質症状にかぎらず、命がけの仕事、たとえば戦争のとき敵にむかって突撃するときでも、二人よりは十人、百人よりは千人と、同じ死出の道連れが多いほど、命さえもたやすく捨てることができるものでありますが、たった一人では命を捨てることはもちろんのこと、ちょっとした苦痛にたえることもなかなかできにくいものであります。お互いに他の人の苦痛に同感し共鳴することが、神経質症状の治る第一歩なのであります。

ホコリが気になる強迫観念

友田　私は、ホコリが気になってたまらぬという奇妙な強迫観念に十三年来苦しみました。ことのおこりは二十二、三歳のころ、近眼鏡をはじめてかけたとき、何だか具合がわるくて朝から晩まで眼鏡ばかりいじりまわしていましたところ、しまいには眼鏡以外のいろんなことが気になり出してきました。床屋にゆけば顔を剃ってもらうのがおそろしくなり、道を歩けばホコリを肺の中まで吸いこみはしないかと気が気でなく、それからは何によらずこまかいもの、とがったものを見ると、それが自分の身体の中にはいりこみはせぬかと不安に思うのです。ばかげたことだと自分で自分にいい聞かせ、気にしまいと努力するのですが、努力すればするほどいっそう気になり、心の葛藤に苦しむようになりました。

そのころの私は、何か小さなとがったものに気がつけば、そのものから自分の身体の各部分までの距離をはかり、何尺はなれているから大丈夫と、安全であることを確認しなくては気がすまないようになりました。畳のササクレを見ても、それが自分の身体のどの部分にもとどくものでないことをたしかめなくては、苦しくてじっとしておれません。そのほか、瀬戸ものやガラスなどの音を聞けば、もうそれらの破片がとんできて自分の身体にはいりこむように思われて苦しく、その音が聞えることがこわいのです。また何か物に触れると、すぐ手を洗わなければこまかいホコリなどが身体にはいりこみはしないかとおそろしく、また手を洗うときには気がすむまで何べんも洗い直さねばどうも気持がわるいのです。しかも洗う度数が偶数でなくては縁起がわるいと思うので、手を洗うのもなかなかたいへんで、ときには八十回も洗い返したことさえあります。

こんなありさまですから、日常生活もひどく制約されてしまって、ちょっと身動きすることさえ容易でなくなってしまいました。じっさい便所で用を足すのに半日もかかるというありさまでは、仕事どころの話ではありません。いよいよせっぱつまって入院しました。便所掃除などもやらされ、はじめのうちはずいぶん苦しく泣きたい思いでありましたが、先生のいわれるとおりにやっているうちに、恐怖は恐怖のままで普通に仕事ができるようになりました。

現在私が考えておりますことは、私どものような神経質者は完全欲がつよくて、何ごとも徹底的にやらなければ気がすまないという傾向があることです。そういう完全欲は、発明とか研究とかには有用でありましょうが、日常生活を破壊するような迷いの完全欲は、それをおさえてゆくよりほかにしかたがないように思われます。たとえば、危険な物から完全に安全でありたいと思うと、かつての私のように身動きもできなくなってしまいます。もし、私のこの考え方がまちがっていますならば、先生に直していただきたいのであります。

森田　完全欲がつよいのは、神経質者の特徴であります。完全欲というものは、それをおさえるのでなく、どこまでも際限なく伸してゆかなければなりません。友田君のように、とがったものから身の安全をはかるために、座敷のまん中に坐りきりになるのは、単一な安全欲ともいうべきもので、ほんとうの完全欲ではありません。ほんとうの完全欲とは、どこまでも人間としての向上発展をもとめてやまないものであります。

また金さえたまれば食うもの着るものはどうでもよく、人からきらわれてもかまわないというのは、単一な金銭欲でありまして、完全欲とは似て非なるものであります。私どもは自己本来の欲望にしたがって、どこまでも完全をもとめて努力してゆかなければなりません。そうすれば、安全欲や金銭欲だけにとらわれるということはなくなるのであります。

中国の故事に、禹《う》という王さまが象牙のハシをこしらえたとき、一、二度つかってみて、これはおごりのもとであるからといって、それを使うのをやめたということがあります。それは、私どもの自然におこる完全欲のために、茶椀を金にし、お膳を堆朱《ついしゅ》にし、召使にもきらびやかな衣裳を着せたい……というように、欲望がかぎりなくつのってくるからいけないというのであります。それはちょっと聞くと、完全欲をいけないこととして、おさえているように思われます。しかし、じつは禹という王さまは、人民からしたわれるよい王さまでありたいという大きな完全欲がつよいからこそ、ぜいたくをしたいという下等な完全欲をおさえることができるのであります。このように私どもは、完全欲をどこまでものばしてさえゆけば、下等な欲望は自然におさえられ、調節されるようになり、人間として大成することができるのであります。

頭の中で文句を唱える強迫観念

加藤　私は十五年ぐらい強迫観念で苦しみました。私の強迫観念はみんなで十一くらいあるのですが、その内容はしだいに変化してきております。最近のものには、こんなのがあります。〝人間と猿はどこが違うか〟という疑問がおこり、その解決ができないので苦しみました。それで、猿を見るのはもちろん、猿という言葉をきくのもおそろしく感じました。

そんなのは先生の本を読んだだけで治りましたが、ここへ入院いたしましたのは、つぎのような強迫観念に悩まされ、どうにも苦しくてしかたがなかったからであります。それは、何か心に疑問がおこると、それを解決するための文句が頭の中にうかんでくるのです。それが長いのになると、はじめからしまいまで十分も二十分もかかるような長い文句になります。それを心の内で、自分が満足できるまで、何回でもくりかえさねばならないのですから、たいへんなことです。京都に行ったときも、汽車の中でも、見物中でも、頭の中でその文句がつづいていて、どこをどう歩いたかわからなかったくらいです。

森田　ここに入院した中村君という人も、それと同じような強迫観念で苦しんでいました。それは、自分で自分を戒めたりはげましたりするために、一定の文句をつくってそれをくりかえさねばならないという強迫観念です。たとえば、「お前はいま過去のことに執着したり、未来のことを気に病んだりしてはならない。お前はただ、現在当面しているこの一事に全力をつくさなければならない。それ以外にお前が運命を切開く道はないのだ……」というような、もっと複雑な長い文句を、気のすむまでくりかえさなければならないのです。同君はそれを祈念恐怖と名づけていましたが、そのために勉強も何もできなくなり、ずいぶん苦しんだものであります。加藤君の〝疑問解決のための文句をくりかえす〟ということとは少し内容はちがうけれども、その形と苦しみ方は同じようなものであります。

倉田百三さんにも、同じような強迫観念がありました。読書中や仕事中にも「いろは」を頭の中でくりかえさなければならないとか、あるいはむずかしい計算をくりかえしてやらなければ気がすまない、というふうであります。

ところで、ここで指摘しなければならない大事な点があります。加藤君はさきほど、京都に行ったとき〝どこをどう歩いたか、わからなかった〟といわれましたが、私が想像しますのに、加藤君はおそらく汽車の時間も、電車の乗りかえもまちがえず、見るべき所も見て、一人前の旅行をすまされたにちがいありません。京都見物のときの様子を、もう少し具体的に話してごらんなさい。

加藤　やはり、先生のいわれるとおりでした。見物した上、ひととおりみやげものも買いました し、俳句も三つ四つつくりました。

森田　そこです。私がかねて「事実唯真」でなくてはならないというのは、加藤君は、はじめは自分の旅行のときの事実を正しくいうことができなかった。つまり、ウソあるいは誇大なことをいったわけです。〝苦痛ではあったけれども人並のことはできた〟というのが、この場合事実そのままの告白であります。読書恐怖の人が成績優等であり、赤面恐怖の人が堂々と演説したりするのも、それと同じような理由によるものであります。

最近、ある新聞に〝五重奏〟と題する記事が出ていました。それはある人が、本を読みながら、会話をし、字を書き、計算をするという具合に、同時に五種類のことをやってのけるということで、同新聞社ではその人を呼んで公衆の面前でそれをやらせた、ということであります。私は残念ながら見にゆくことができませんでしたが、けいこをすればできることであります。むかし、聖徳太子は一度に八人の訴えを聴かれたということですが、これは八重奏であります。私もふだん、二つや三つの仕事は同時にやっております。たとえば病院で、患者の家の人に面接しながら、机上の雑誌を読み、一方では看護婦に用事を命ずるという具合であります。

私どもは、誰でも同時にいくつもの方面のことを考えているのが普通のことであります。強迫観念に苦しみながらでも、やれば何でもできるのです。ところが、神経質の人の考え方の特徴として、それをできないことと理論的に独断してしまうのです。それだから、加藤君のように事実に反する説明をすることにもなります。

笑顔恐怖と狂犬病恐怖

堀部　私は狂犬病恐怖で入院しましたが、その前には対人恐怖があり、人に会うと笑いたいような気がし、人前で笑顔をするのがきまりわるくて苦しみました。笑顔をするのがこわかった当時は、電車に乗るときもマスクをかけていました。

昨年十月、日光で犬にかまれました。宿屋の人の話でも狂犬の疑いはないということで一おう安心しましたが、のちに不安になって獣医のところにゆき、絶対に狂犬病の心配はない、といわれて安心しました。その後二カ月ぐらいして、早発性痴呆と麻痺性痴呆になりはしないかと恐怖するようになり、それに癩病恐怖も加わりました。非常に苦しかったのですが、鎌倉の円覚寺で五日間ばかり坐禅をやり、いくらかラクになりました。

その後あるとき床屋に行ったとき、理髪師の手が私の唇にふれて、気持のわるい思いをしました。家に帰ってのちに、「あの床屋は狂犬病かもしれない。手から狂犬病が伝染することがないともかぎらぬ」と思い、わざわざ行って理髪師に「犬にかまれたことはないか」とたずねたりしました。その後、絶えず狂犬病のことが気になり、あの理髪師は「犬にかまれたことはない」というけれども、犬とすれちがったとき犬の唾液が飛び、それが手の傷にくっついて感染したかもしれないと思い、前の獣医のところに行き、いちいち理由を上げて「そんなことはあり得ない」と説明してもらって、やっと安心しました。その後は、不安がおこればその理由を一つ一つ考えて、自分で自分を抑制していました。

また狂犬病の犬は水を見ると発作をおこすということを聞いて、水を見ることが気になり、見えないようにするために盲目になりたい、と考えたこともあります。ただいま入院中で、いまも不安はありますが、以前のように長くつづくということがありません。

森田　人前で笑顔になるということは、人間の社交的な本能でありまして、それを「えしゃく笑い」といいます。若い人たちは、おくやみのあいさつのときでも、ニコニコわらいながら口上をのべていることが多いものです。堀部君は何かの機会に、そのことが男らしくなく思われ、あるいはへつらいと人から見られるかもしれない、と気がついたことから、対人恐怖をおこしたものと思われます。

それと関連して思い出しますが、私が中学の寄宿舎にいたころ、あるとき小使が「森田はいつもニコニコしていて、バカみたいだ」とかげ口をきいているのを小耳にはさんだことがあります。その前に、学校の先生から「西洋人は人との応待のときに、やたらに笑顔をつくったりしないで、真面目に厳格にものをいう」ということを聞いていました。こうしたことがあってから、私は発心して今後どんなことがあっても笑うまい、と決めました。わざと顔をしかめているので、小使から何度も「あなたはこのごろ顔つきがわるいが、病気があるのではありませんか」と、心配して聞かれたことがあります。それ以来、私は笑わないクセがついてしまって、気むずかしい男になったのであります。お互いに神経質の者はつまらぬことにずいぶん骨を折るもので、またなかなか持久力もあるものです。

また堀部君は狂犬病恐怖が一度治り、その後床屋に行って、ふと気持のわるいことがあり、そのことから以前の狂犬病恐怖の苦悩を連想したわけです。つまり、類似の観念の連合であって、臭いということから糞を連想し、あるいは窮屈ということから縁の下を思い出すというふうに、不快な気持から以前の不快な経験を思い出すのであります。

その場合、この不快の気分をしかたのないこととして忍受しておれば、水の泡の消えてゆくようにその不快の気分はまもなく去りますけれども、こんな不快な気分はやり切れない、何とかラクになる工夫はないかと考え、不快の気分をなくすようとあせればあせるほど、ますますかつての恐犬病の恐怖が生々しくおこってきて、不快の気分を増悪させるのであります。

この場合、獣医のところに行ったりして、恐犬病のことをいろいろ調べるのは、その目的がじつは狂犬病について正しい知識を得るためではなく、姑息な安心によってその苦悩をのがれることにあるのですから、その人は狂犬病の理論を知れば知るほど、ますます強迫観念の泥沼に深くはいり込むばかりであります。こういう人を治すときには、けっして理論的なことを深くおしえてはなりません。

ただ単に不快な気分を忍受する覚悟を与えるようにしなければならないのであります。

自分が自分でない感じ

藤原（女）　五年ほど前にお世話になりましたが、自分が自分でないような気がして、苦しくてたまりませんので入院しました。一時は治りましたが、私のやり方がわるいのか、まだ十分にはよくなりません。

森田　このような苦しみは、他人のことと思えばつまらぬことで、どうでもかまわないようなものでありますが、本人の身にとってはなかなか苦しいものであります。しかし、自分の身体が自分のものと思えても、思えなくても大丈夫です。どうにもしかたがない、と観念すれば治るものであります。あなたは銭湯に入っているとき、まちがって他人の身体を洗った経験はないでしょう。

誰でも深く立入って疑う経験をもっている人にはあることですが、自分の現在が夢であるか現実であるか、わからないものであります。夢か現実かを決める標準は何もありません。私は夢の中で、それが夢であるか、さめているのかを研究する夢をよく見ることがありますが、今さめていると思ったのがじつは夢であって、それからハッと目がさめることがあります。

みなさんは、電車にのっていて、向うの電車が動きはじめたとき、自分の電車が出たような気がすることがあるでしょう。そのとき、これはたいへんだと思いますか。

藤原　その経験はあります。びっくりします。

森田　そんなことは、どうでもよいことでしょう。自分の電車が動き出したように感じたところでかまいません。それと同じように、自分の身体か、他人の身体かわからなくともよいのです。それをハッキリさせなくては、生きる甲斐がないというほどのことでもないでしょう。

村田　私もただいまのお話のように、自分の身体が自分のものでないようで、風船玉か何かが宙に浮いているような気持でありました。いつになれば、神経症を卒業した先輩たちのようになれるかと、うらやましく思っていました。現在では、その当時の十分の一ぐらい残っていて、ときどきフラフラしたり、心悸亢進がトントンとくることもあります。以前ならばたいへんで大さわぎをするところでありますが、今では身体の地震がまたやってきたな、と思う程度であります。気分がわるいとき、二、三カ月ぐらい遊んでみたら治るかと思い迷うこともありますけれども、それではいかぬと苦しいままに仕事をやっていると、その苦しみはいつの間にかなくなります。むかしは治った経験談を聞いてうらやましかったのが、いまでは人にうらやまれるくらいになりました。うちあけたことをいうようですが、私には財産があるわけではなく、働かなければ食ってゆけない境遇であります。以前は私の神経症のために一家が生活不安におそわれましたが、いまではどうやら生活も安定し、おかげで一家が救われたとよろこんでいる次第であります。先生の療法がひろまれば、多くの人が救われ、いままで働けなかった人が働けるようになり、非常に社会のためになると思います。

II 自覚と悟りのために

6　正しい修養と正しい信仰

まず自分の本心を知ること

後藤　ふだん私が修養したいと思っていることの一つですが、私は自分が不愉快な気持であるとき、どうも他人にたいして気持よく応待することができず、したがって他人に不快な感じを与えているようです。それは私の不徳のためだと思いますが、それを修養によって治すのにはどんな心がけでおればよろしいでしょうか。

森田　人に不快な感じを与えないようにすることは、たしかに大事なことと思われます。道徳的にいうならば、人にたいしてはつねに温容をもって接しなければならない、ということにもなります。

しかしここで考えなければならないのは、なぜ人に不快な感じを与えてはいけないのか、自分はどんな目的があって人に不快な感じを与えまいとするのか、ということであります。そのよってくるところ、つまり自分の本心を知るのが自覚でありまして、この自覚から出発して自分のとるべき態度などを工夫するのが、一番思いちがいや、間違いの少ない方法であります。

もしただ相手に不快を与えないというだけのことならば、たとえば子供にたくさんお菓子をやると子供はよろこびますけれども、食べすぎてお腹をわるくするおそれがあります。そうでなく、自分の目的が人に幸福を与えることにあるならば、たとえ子供の機嫌をそこねても、お菓子は少ししかやらず、またにがい薬をのませなければならない場合もあります。

自分が不機嫌なときでも人前で笑顔をしなければならないというのは、人をよろこばせるために払う犠牲であり、奉仕であります。ところで、私どもはなぜそんな犠牲を払うかといえば、結局のところ自分が多くの人びとから引き立てられ、発展してゆきたいからであります。

私の日常の態度を反省してみますと、不機嫌なときには目下の者にたいしては容易に笑わず、ぶっきらぼうな顔をしていますが、その私でも目上の人にたいしては不機嫌なときでも相当にえしゃく笑いを捧げているのであります。それはなぜかといえば、目下の者には少々排斥され、わるく思われても大して気にしませんが、目上の人にはよく思われ引き立ててもらいたく、わるく思われることは何となく心細いからであります。

中国の古人の教えに、「人は位が高くなるほど礼を低くしなければ、その位を保つことはできない」ということがあります。地位が高くなればなるほどより多くの人たちによって支えられているわけでありますから、下の者から排斥されるとその地位を保つことができなくなるのであります。私自身は社会的に高い地位にあるわけではありませんから、若い者から嫌われることをあまり気にしませんが、それでも女中がツンツンしてご馳走してくれないようなときには、少しは女中にお世辞をいうこともあります。

日高　目上の人にたいしてはへつらって笑顔をつくり、目下の者には不機嫌な顔をするというのは、修養による人格の向上ということとは反対ではないでしょうか。それでいいのなら、社会に道徳というものがなくなりはしないでしょうか。

森田　私はそれがいいか、わるいかを問題にしているのではありません。私はただ、自分の心の事実をいっているのです。

自分の心の事実をありのままに認め、ありのままに白状するだけです。私は倫理学者ではありません。私はただ、事実を正しく観察し、研究する科学者でありたいと念じている者です。それなら君は日常、目下の人には頭を低くし、目上の人には不機嫌な態度で接しますか？（笑声）人がそれぞれ自分の心の事実をありのままに認めることができるようになるのを〝自覚〟といい、自分の心の奥の奥まで見とおしがつくのを〝正覚〟といい、それが仏になる前提であります。

親鸞上人は、「自分は悪人であり、罪の深い者である、したがって人を裁く力はない」といわれましたが、それが親鸞上人の〝正覚〟なのであります。

日高君の質問は、親鸞が「自分は悪人である」といったのにたいし、「それでは世の中の人はみな悪人になってもかまわないのか」というようなもので、的がはずれているのです。紀元前五十年のころ、エピクターテスが、「人もし善人たらんと欲すれば、まず自ら悪人たることを認めよ」といったと伝えられますが、私どもは自分が罪深く、不良不正であることにハッキリ気がつくならば、その上さらに悪事を重ねてゆくことはいかにも心細く、空恐ろしくて、なかなかできないことであります。そこではじめて善人になるのです。

私どもは、何もムリに善人になろうとしなくともよいのです。ただ、事実のあるがままを認め、自然に服従し、境遇に従順であればいいのであって、努力をするのも、ズボラをするのも、それ相当の応報を受ける覚悟でおりさえすればよいのです。人に不機嫌な態度をもって接すれば当然人から嫌われ、人に親切の押し売りをすれば後に怨まれることになり、ズボラをすれば一生ウダツが上がりません。そういう当然の応報を男らしくわが身に受ける覚悟であり、ズボラでありながら成功したいなど虫のよい考えやごまかしがなくなれば、その人は勇者であり、善人であるといえるのです。

直感で受け取らないと間違う

香取　私は先生の著書を読んだだけで、入院する前に不眠や心悸亢進発作は治ってしまいました。入院したのは主として精神修養のためでありました。それで入院中に先生からうかがったお話はなるべく聞きもらさないようにと思って、片っぱしからノートに書きとめておきました。その中に、「すべからく悪人たれ」ということがありますが、そんなことを聞いたのは生まれてはじめてです。

私どもが不眠のときには、どうすれば眠られるか、と工夫すればするほど眠れません。そんな時には、眠られなければいつまでも眠らないでいようと覚悟する。そうするといつとはなしに眠ってしまいます。心悸亢進でも発作をおこすまいとすればたびたびおこりますが、逆に発作をおこそうとすればかえっておこらないものです。それと同じように、善人であろうとすればますます善人から遠ざかってしまいますが、逆に悪人であろうとするときはじめて善人になる、というような意味と思いますがいかがでしょうか。

森田　こんな言葉は、直感をもって正しく聞けば強迫観念の治る動機になりますけれども、まちがって聞き、それにとらわれるとかえって強迫観念を増悪させる結果になります。
眠らないと覚悟すれば不眠は治ります。つまり眠らない覚悟は安眠をもたらします。それと同じように、善人になる手段として、「かりに悪人となれ」といったことはあるかもしれません。しかし、さらに突っ込んで考えますと、「悪人となれ」とか「悪人でなくてはならない」とかいうのはやはりまちがっています。私はいつも「かくあるべしというなお虚偽たり。あるがままにある、すなわち真実なり」といっていますが、ほんとうをいえば人間はそのあるがままの姿が一番尊く、正しいのであります。

もし、この「悪人となれ」という言葉をあやまって受けとり、赤面恐怖の人がその恥ずかしがりを捨てて鉄面皮になることだと考え、あるいは人にたいする同情心がおこるのは不便で苦痛だから、むしろ同情心を麻痺させて悪人になるけいこをする、という意味に受けとるならば、それは自分の当面の苦痛をまぎらして安楽になろうとするもので、自己中心のワクから一歩も外へ出ていないのであります。したがって善人になることはおろか、強迫観念もますますわるくなるばかりであります。

そのような心理は、倉田百三氏の創作『出家とその弟子』の中の日野左衛門がよくいい現わしています。「自分は気が弱くて、あわれな者を見れば可愛そうでならない。しかし気のよわい者は世間の人たちから見くびられ、世渡りも思うようにできなくて、貧乏になるばかりである。だから自分に妻子を養うことができなくてもかまわないという覚悟がないならば、悪人になり、気をつよくし、ひどいことにもたえられるようにならなければならない」というようなことをいっているのであります。

つまり日野左衛門の場合は、善人になるのが目的ではなくて、貧乏にならず何とか生計を維持してゆくのには、いやいやながらでも悪人になった方が手段として便利であるという考え方で、目的は貧乏にならないことにあります。〝貧乏にならないため〟とかいうのは要するに自己中心主義でありまして、人のためをはかる「善」とはもともと調和できるはずがないのであります。そのような人は世間の人びとから歓迎されませんから、発展することもできませんし、したがって貧乏から抜け出すこともできないという矛盾におちいるのであります。

同じように赤面恐怖の患者が、人から好かれることによって伸びたいというほんとうの目的をわすれ、どんなえらい人の前でも赤面しないようなズウズウしい人間になりたいと思い、また不潔恐怖の患者が身のまわりを清潔にしたい、というほんとうの目的を忘れて、ただきたないという気分をなくしたいとあせる間は、強迫観念の治ることはけっしてないのであります。

善悪をとやかくいうことをしばらく止め、理想を強調することをしばらく中止して、私どもの日常の事実を反省するならば、自分というものが自然にハッキリわかってくるのであります。

かつて富豪の夫人たちが貧民の小学校を訪れて、子供たちにお菓子を食べさせ、慈善をほどこした、ということが新聞にのっていました。そのことをよくいう人もあれば、わるくいう人もありましたが、要するにやりたいからやったというだけの話で、べつに善悪をとやかくいう必要はありますまい。私どもも動物園で十円払って人参を買い、それを猿にやったことがあります。これもやりたいからやっただけのことで、善悪とは無関係なことであります。貧乏な子供たちに菓子を与えたからといって、べつに自分の善行を誇らしく考えたり、あるいはわるいことをしたと思って後悔したりするほどの値打のあることではありません。

犬は人から食物をもらおうとするとき、さかんに尻尾を振ったり、甘えるようななき声を出したりしますが、猿は牙をむき出しておどかし、手をのばしてひったくろうとします。どちらもそれぞれの動物にそなわった特性でありまして、その善し悪しを決めることはできません。人間はさすがに進歩しているだけあって、犬と猿のやり方の両方を自由に使い分けます。人間の性質の善悪混合説は、あるいはこんなところから思いついたのかもしれませんが、それもあまり根拠のあることとは思われません。

窃盗恐怖の吉田という人は、巻煙草の吸いがらとか、よその家の干し物とかを盗んだのではないかと苦悩したといいますが、それはなぜでしょうか。けっきょくのところ、自分が盗人という世間からもっとも排斥される悪人になることがおそろしいからであります。悪とか盗むとかいう言葉にこだわるから、身ぶるいするほどおそろしく、苦しいのであります。

このような場合、もし善と悪、利と害というような差別の上に超越することができ、名目をすててあるがままの事実に従うならば、観念や空想の呪縛から解き放たれて、自由自在になることができるのであります。この吉田君は前には悪人にならないようにと思って苦悩しましたが、いまはあるがままになったので、以前の苦悩はまったく消失した、という事実によってもそれがわかるのであります。

精神修養家のおちいりやすい誤り

香取　私は、入院中はたいへんな意気込みでありまして、朝は誰よりも早く起き、母屋の戸をドンドン叩いて、女中さんをおどろかしたことがあります。飯炊きや風呂炊きなどの仕事も元気いっぱいでやりました。入院している間はそんなに精神が緊張していたのですが、退院して家に帰るといつとはなしに精神が弛緩して、入院中のように張りきってやることができません。人間は環境の変化によって精神が緊張したり弛緩したりするもので、木に登ったときと畳の上とではちがうということを、いつも先生からうかがっておりますけれども、できればいつも精神緊張の状態でありたいものです。それについて、何かいい方法はないものでしょうか。

森田　精神を緊張させるとか、注意を四方にくばるとか、自分の精神をやりくりしようとするのが精神修養家の一番おちいりやすいあやまりでありまして、それはもともと不可能なことであります。自分の心をやりくりするのではなく、周囲の境遇さええらぶ工夫をすれば、その境遇にたいして自分の心は自由に反応し、適応するようになるのです。坐禅のようなものも自分の家でやると、だらしなくなってしまいますが、お寺に行ってやると坐り方などについていてやかましくいわれ、僧が見てまわるというようなことで、自然に緊張するようにできているのであります。しかし、そんな形式的なことをやるよりも、私どもはふだんの実際生活において、自分を適当な境遇に投げ出してさえおけば、緊張するのも弛緩するのも自由自在で、一番世話がありません。

人間が周囲の境遇にどのように反応するかということを私自身を例にとってお話しますと、今日のような会合で皆さんの側から私を見れば、森田はいいたい放題、したい放題で、少しも気が張っていないように思われるかもしれませんが、じつはこれでも相当に気が張っているのであります。食事時間がきても腹は減らず、ときどきは頭痛もするし、皆さんを退屈させまいとしてハラハラしているといったあんばいです。お客に行ってくつろいだときには腹も減りますけれども、今日のような会ではそんな具合にはゆきません。境遇にたいする反応として、ただそうなるのでありまして、よいわるいの問題ではありません。

また、修養ということについては、私どもも若いころは考えちがいをして、ずいぶんばかげたこともやったものです。私が旧制高校の学生だったころ、幽霊の出るという空家に探険に行ったことがあります。むかしのことで、新聞に幽霊の出る話が書かれていましたので、修養にあこがれていた私は好機逸すべからずと思い、あくる日に試験があるのもかまわず、夜ふけにその現場に行ってみたのでありました。もちろん幽霊など出ないことは常識ではわかっているのですが、荒れ果てた屋敷の様子や、何ともいえないカビくさいにおい、ときどきおこる立木のざわめきなどに、ちぢみ上がるような恐怖をおぼえました。幽霊が出るなんてばかげたことだというのは常識でありまして、心の事実は身の毛もよだつほどにおそろしいのです。これも環境にたいする反応といえましょう。

高良（医師）　私も鹿児島の旧制高校にいたころ、いろいろな精神上の不安感に悩み、それにうちかつために性格をつよくしようと思い、城山に毎晩夜中の十二時ごろ登ったことがあります。ひと月あまりつづけ、自分ではかなり大胆になったと思いましたが、こんなことをやるうちはまだほんとうではないようですね。

悪智をはなれた境地

井上　先ごろ、私は自分の入院中の日記を読んでみましたところ、第四日目の日記に「今月は一日に二回便通がありましたが、何度便所に行ってもさしつかえないでしょうか」とあるのを見て、自分のことながらおかしくて、吹き出してしまいました。こんなおかしな質問は小学生でもしないでしょう。それにたいして、森田先生の赤字は「必要に応じて」と書いてありました。まさにそのとおりで、「一日に一回以上便所にゆくべからず」といわれたとしても、必要に迫られたときはゆくよりほかにしかたがありません。ちっとも実際を見ないで、理屈ばかりいう神経質者のぎごちない姿が、目に見えるようです。悪智にとらわれていた時のこととはいえ、よくもそんなことを真面目くさって質問できたものだと、自分ながらあきれるのであります。

　悪智にとらわれていた時代には、何ごとにも興味を感ぜず、世の中がさくばくとしていましたが、いままでは学校でも以前つまらないと思った講義を面白く聞くことができ、何ごとにも興味が出てきました。先日も校庭で、ちょっと形や色の変った小石を見つけてとても興味を感じ、ポケットに入れて持ち帰って机の上に飾ったりしました。

　ところが最近ちょっと不幸なことがありまして、それがきっかけでまた漠然とした煩悶にとりつかれ、ちょうど欲望を失ったような状態になり、何を見ても興味がなく、それに「いつも欲望がなくてはいけない」という言葉にとらわれて、ますます苦しみました。しかし先生の教えによって、悲しいときには欲望のなくなるのが当然だということに気づかせていただき、まもなくその苦悩は解けてしまいました。

　心にちょっとした打撃を受けてもこんなに苦しいのですから、心悸亢進とか卒倒恐怖とかいろいろ複雑な症状に悩んでいる人はどんなにつらいことであろうと人ごとながら深く感じまして、かつて神経質症状に悩んでいたころの自分がいかに自己中心的で人にたいして同情が薄かったかが、いまさらのようによくわかるのであります。（注―この人は、以前自分も心悸亢進に悩んだことがあるのを忘れていたのである）この会でも、「私はまだよく治っておりませんが……」という言葉を何度も耳にしましたが、それにつけても「神経質の患者は自分が病人であるという主張をなかなか捨てようとしない」と先生がお話しになったことを思い出します。病人であり患者であるということにしがみついて、それから離れるのがイヤだ、というようにも見えますが、病人であるという主張を捨てさえすれば治るのに……と思ってじれったくなるのであります。

森田　いま井上君が話した「小さな石にも興味をひかれる」ということは、漠然と考えたのではわかりにくいかもしれませんが、海水浴に行ったときのことなど思いうかべるとよくわかります。私どもが海水浴に行って砂浜を歩いているときは、つまらぬ貝殻でも面白く感じてひろいあつめますが、家に帰ればもう興味がなくなって捨ててしまうことがあります。温泉などに行って退屈しているときには、河原の石のめずらしい形のものや、道ばたの小さな草花などにも興味をひかれるものであります。それが自然の心であります。ところが、私の家にいる神経質の患者たちは、毎日仕事が見つからずに困っているのに、庭にあるたくさんの盆栽にも少しも心をひかれず、植木鉢の土がかわいて草花が枯れかかっていても気がつかず、いつ花が咲きいつ散ったか少しも知らないのであります。井上君は毎日忙しいのに小石にひかれる心の余裕があり、一方入院患者が仕事もなくブラブラしていながらめずらしい花にも目をひかれないというのは、雲泥の差であります。どうしてそんな差異を生ずるかといえば、入院患者は「どんな仕事をすれば病気が治るだろうか」とか、「何か仕事をしなくては具合がわるいが、適当な仕事はないだろうか」とか、そんたことばかりにとらわれ、悪智にわざわいされているからであります。それで、その悪智を捨てて心機一転すれば、神経質症状は治るし、いろんなことに興味をひかれるようになるのであります。

自由自在の境地に達するには

香取　小原という先生の修養の話を聞いたことがありますが、なかなか面白く感じました。「馬鹿になれ」というのです。ある女子学生に、紙に「馬鹿になれ」と書いてやったそうです。第二の人が揮毫《きごう》をたのんだら、やはり同じことを書きました。第三の人が、どうかほんとうのことを書いて下さいといったところ、こんどは「大馬鹿になれ」と書いてくれたそうです。

私どもには向上心があり、完全欲があり、人から馬鹿にされるようではこまると思い、ちょうどマラソン競走のように気ばかりあせり、頭ばかり先になって、つまづいて倒れてしまい、後から走ってきた者に追い越されてしまうことが多いようです。このように完全欲ばかりつよくてあせることにたいし、「馬鹿になれ」の一言でたしなめられたことは、私にとって非常にためになりました。

森田　なかなか面白い話です。それに関連して思い出しますが、私が十一、二歳のころのこと、出入のおもしろい大工がいました。あるとき、何かのことについて、「これをあなたに教えてあげたいが、あなたは知っているか」といいます。私が「知らない」というと、「知らなければ、教えてもわからない」という。私はどんなことか知りたく、好奇心にかられて、「それじゃ、知っている」というたら、大工は「知っておれば、教えなくともよい」という。私はそれを聞きたくてたまらなかったことを記憶しています。大工はそのとき、どんなつもりでいったかわかりませんが、今になって思うと、なかなかうまいことをいったもので、教育上にも考えなければならない問題をふくんでいます。

「馬鹿になれ」とはどんなことか、ということは香取さんのようにいろいろの経験を積み、体験のできている人にはわかるけれども、体験のできていない人にはいくらいっても聞かせても会得できるものではありません。とくに神経質者の場合には、「馬鹿になれ」という言葉にとらわれて、かえって迷妄におちいることにもなります。「馬鹿になれ」とか「生死を天にまかせよ」とかいう格言は、たしかに体験のコツというものをよく表現しています。それと同時に、そういう言葉をつかっていろいろ人生論を展開するところに知的な面白さがあるわけです。しかし一歩を誤ると、思想の遊戯になり、野狐禅《やこぜん》におちいって、しだいに実際を遠ざかり、迷いの世界に深入りすることにもなります。「足らざるを足れりとせよ」「心の貧しき者は幸なり」とかいう言葉も同様であります。体験上のヒントとして受け取ればよろしいけれども、その言葉の外形に従ってその通りになろうとするのは、私のいう「思想の矛盾」でありまして、その目的とは反対の結果になります。馬鹿になろうとすると、馬鹿のふりをし、超然と悟ったふりをするとかいうように、けっきょくは利口ぶることになるのであります。だから私は人に教える場合にはそんなことはいわないで、ただ事実をありのままに見ることを教えるのであります。

私は小さいときから、いつも母にいわれていることがあります。それは、「憐れな者を見よ、下を見よ」ということであります。自分が高い望みをおこし、自分の現在に不満があるときには、いつも自分より下の人たちの境遇を見ることを教えられたのであります。そうすると、自分の境遇がはるかにましであることに気がつきます。

「自分は不幸である。劣等である」「人生は不可解である。この世は苦しみの連続である」とかいうことは、みな相対的であり、比較的な言葉であります。不幸は幸福者に対し、不可解は悟った人に比べての言葉であります。だから、自分よりめぐまれない人たちを見るならば、自分は不幸であるとはいえないはずであります。

また、立派な人間になりたいと思う人は、立派な友人、先輩をよく見ればよいし、金持になりたい人は財産家のやり方に心をとめて研究すればよいのです。劣等な者や不良とばかり交際するのは、立派な人間になりたくない人のすることで、いつもそんな者とばかり交際しておれば気楽で自分の優越感を満足させることはできますが、向上、進歩の機会はなくなるのであります。

だから私は、「馬鹿になれ」と教えるかわりに、「立派な人になりたい者は、立派な人を見よ」といいます。そうすれば自然自分を馬鹿のように感じて謙虚になると同時に、これではならぬと努力するようになります。

ただし、神経質者の場合はひねくれていますから、ちょっと簡単にはゆきません。神経質者の場合は、えらい人になりたい欲望はいっぱいなのだけれども、えらくなりたいあまりにえらい人をまともに見ようとせず、尻目に見ながら劣等感に悩み、その劣等感をなくしようとしてもがき苦しみ、自然の人情に反抗して強迫観念をおこしているのであります。そこに神経質者を指導するむずかしさがあるわけですが、すでに皆さんもご存じのように、体験療法を通じてしだいに事実をそのままに見ることを会得させることによって治るのであります。

私自身若いころには、このような「馬鹿になれ」とか、「死を恐れるな」とかいう言葉のために、どうしたらそんな心境になり、いわゆる悟りを得ることができるかと、どれほど工夫し、迷い、つまらぬ悩みや苦しみを経てきたことでありましょう。私はそうした過去の無益な苦労を思い、私の後輩にたいしてはけっしてそんなことは教えないようにしようと思っています。何も物を見ず、事に当たらないで、ただ空中楼閣みたいに、いろいろの心境をつくろうとすることは、もともと無理な話であります。

たとえば、私の身長は五尺三寸ですが、それにたいして「もっと低くなれ、小男になれ」といって、たとえしゃがんだとしましても、思うとおりになれるものではありません。しかし、背の高い人と並んで歩けば低くなり、低い人と並べば高くなります。すべて相対的なものだ、というのはそういう意味でありまして、比較する対象のいかんにより、また時と場合によって、自由自在に高くも低くもなるのであります。これが、私のいう「事実唯真」における自由自在であります。

だから私は、抽象的なことはいわないで、実行について教え、「物ごとに当たって、それを見つめよ」と教えます。たとえば、いま大工の仕事ぶりを見るとします。その手際に感心し、簡単なことなら自分にもやれそうに思い、手伝ってみると案に相違してむずかしく、自分の不器用さ加減がわかります。そこでいっそう大工のやり方を注意して見、なるほどとうなずくところがあり、さらに工夫してやってみます。こんどは少しばかり上達し、大工仕事が面白くなる。……このような場合の、人々の感想は時と場合によっていろいろちがうでありましょうが、そんなことはどうでもよい。ある者は、自分でもやれば大工仕事ぐらいできないことはない、と考えるでしょうし、自分は大工仕事などやれなくてもよい、学者になりたい、と考えるかもしれません。それはともかく、自分の当面している事物をよく見ることなしには、現実の世界においては、わずかな進歩も発展もあり得ない、ということを肝に銘じておかねばなりません。

幸不幸や善悪を超越する

坪井　東洋大学で中島という先生が倫理学の講義をされていましたが、この間「幸福とは何ぞ」という問題を出し、学生を指名して答えさせられました。私の番がきましたので、「幸福とは客観的なものではない、それは主観的なものであるから、こんな状態が幸福だというようなきまったものではない」と答えました。そしたら、中島先生は私を教壇に呼んで、私の手を痛むほどぐいとつねり、「これが不幸だ、幸福は客観的に見てわかるものだ」といわれます。私が「そんなら、幸福や不幸の度合を客観的に測るメートルでもありますか」とやりかえすと、「君は屁理屈をいう」といわれました。私も負けていないで、「屁理屈ではありません。幸福が客観的にわかるものなら、先生の昨日と今日の幸福を数で表わして下さい」といったら、中島先生は不機嫌な顔をしてだまってしまわれました。このことについて、ご批評をお願いします。

森田　「幸福とは何ぞ」「善悪とは何ぞ」とかいうことは、哲学者のいうことであって、私どものような実際家にとってはそんなせんさくはあまり意味がありません。すでにたびたびいったように幸不幸や善悪は相対的な言葉でありまして、「幸福とは何ぞ」と質問するのは「上とは何ぞ」と質問するのと同様であります。下がなければ上はないように、不幸な人がなければ幸福な人もないのであります。

「幸福とは、地位が高く、金があって、命が長いことである」といえばもっともらしいけれども、しかし金持で地位の高い人でも、抑鬱病にかかれば悲観のドン底におちいりますし、地位もなく金もない人でも躁病にかかれば幸福感にあふれているのであります。

だから、幸福という言葉を説明するのはむずかしいけれども、自分の知っている特定の人を指して、「あの人は幸福だ」とか、「この人は不幸だ」とかいえば、なるほどとうなずかれるのでありま す。それはたとえば、「これが梨だ」というのと同様で、事実を示せば簡単にわかります。ところが、それとは反対に「梨とは何ぞや」ということになると、なかなかむずかしく、人にわからせるような説明はできにくいのであります。

だから私は、「幸福」とか「善悪」とかいう言葉を用いることをあまり好みません。とくに神経質患者の治療中は、患者にもこのような言葉を用いさせません。ただ、事実を具体的にいうだけに止めるのであります。

私どもは日常生活においてますます能率が上がり、現実に心身の活動がさかんになればそれでよい。そうなったときに神経質の症状も全治するのであります。この事実だけを認めて、幸とか不幸とかいうことをやめるのであります。

誤っている目的論的な考え方

井上　私も前にはずいぶんいろんな症状がありましたが、今ではあのころどれくらい苦しかったか、よく思い出せません。むかしは神経質に悩んでいる人と、よく話が合いましたが、いまでは少しじれったく思うようになりました。

私は、自分の頭脳があまりよくないことを知っていますから、人の二倍も三倍も勉強しなくてはならぬと思っています。先日叔母のところでそのことを話しますと、叔母は「そんなことじゃいけない、自分は頭がいいと思っていなければ成功はできない」といいます。どうも、世間一般の人の考え方は、「人は自信がなくてはえらくなれない」とか、「気がつよくなくては出世できない」とか、目的論的になりがちのようです。先生はそれについて、「かくあるべしという、なお虚偽たり。あるがままにある、すなわち真実なり」と喝破しておられます。あるがままこそ、尊いと思います。お釈迦さまは人を見て法を説かれたそうですが、叔母にはこんなことを説明してもわかりませんから、お茶をにごしておきました。私は先生の教えには方式がないと思います。つまり理想主義的に〃こうなくてはいけない〃というふうに一定の型にはめることをしないのであります。

むかしは私は、他人から神経質者と見られることをひどくおそれて、先生の本を風呂敷包の中にかくしていましたが、今では神経質はもっともいい素質なのだということを人にもいうようになりました。

日高　キリスト教では、全人類を救うために天がイエスを下されたと申しますが、私どもは全神経質者を救うために神が森田先生を地上に下されたと思います。

森田　それも目的論的な考えですね。いまはどうか知りませんが、むかしのキリスト教などでは、この目的論的な説明が多いようです。たとえば、世の中のものは造物主がつくったという、そして神が人間のために動植物や何やを下されたという。このような考え方は、いろいろの迷妄におちいりやすくて、私どものような科学者は好みません。私どもは、世の中の現象を、事実ありのままに見ることを心がけなければなりません。人のために地球ができたのではありません。地球は自然に生成して、その上に空気や水があって、そこに水生動物ができ、食物ができて動物が発生し、やがて人類も発生した……というのが事実に即した見方でありましょう。人間に都合のよいように説明するのは、事実ではありません。事実だけが真実であります。

キリストは、ユダヤの旧教や政治の弊害を救おうとしてそこに出現し、釈迦はインドのバラモン教の弊にたいして起こったもので、戦国時代に豪傑が出現するようなものであります。私が、神経質を研究したのも、神経質に苦しむ患者があるためであって、診察料をとり、生活の資をつくるために神経質の理論や療法をこさえたのではありません。

畔上（学生）　私の父はクリスチャンです。キリスト教では、万物は神がつくったと教えていますが、内村鑑三先生はいままでのキリスト教はまちがっているといって、その改革に一生を捧げられました。このキリスト教は、道徳の宗教ではありません。キリストを信ぜよ、というのは、真宗でただ〝南無阿弥陀仏〟を唱えよというのと同じことであります。

古閑（医師）　畔上さんのお父さんは、新しいキリスト教の一派を立てられた方です。いま畔上さんは、その立場から説明を加えられた。この人は前には非常につよい対人恐怖でありましたが、いまはこのように大ぜいの前で、自分の意見を主張できるようになりました。いま十八歳ですが、以前には家で四カ月ほども外に出ることができず、フトンの中にもぐったきりで風呂にも入らず、しまいにはシラミがわいたということです。そして、とうとう精神病院に四カ月半も入院させられたそうです。昨年私の家に入院して対人恐怖もよくなり、いまは東京でも名のとおった高校に行くようになりました。

平常心はつくるものではない

大原　私は卒倒恐怖に悩んでいる者であります。じつは私は、十数年来禅をやっておりまして、百ほどの公案を通過いたしております。禅では、〝平常心是道《びょうじょうしんこれどう》〟ということを申しますが、私も坐禅するときには平常心となることができます。しかし電車の中で卒倒しそうになるときには、どうしても平常心になることができないのです。どうしたらよろしいでしょうか。

森田　私は禅のことはよく知りませんが、あなたのいわれることは、少しまちがっているように思われます。死はおそろしいし、腹が減ればひもじいにきまっています。あなたの場合ならば、電車にのれば卒倒するのではないかとおそろしい。それが平常心ではありませんか。

そもそも、平常心というものは、つくるものではなくて、あるものであります。おそろしいならばおそろしいままの心、それがすなわち平常心であります。

よく「なりきる」といいますが、なりきっている状態が平常心であります。向うの床の間に掛軸がかかっていて、あなたのいわれる「平常心」という字がおもしろい筆勢で書いてあります。習字をならっている子供ならばすぐそれに見入って、筆勢につれて身体をくねらせながら見ます。それが、なりきった姿であります。ところが神経質で苦しんでいる人は、「自分はそれを見てもいっこうに感興が湧かない。どうも自分には芸術心がとぼしい」などと考えるのであります。それは、自分と対象とを別々に観察している姿であり、自分のことを考えながら見ますから、なりきることができず、どんなふうに書いてあったかもおぼえていないのであります。つまり自己批判がつよすぎるのでありす。いま、その字に見入っているときには、われをわすれてその字になりきり、また自分のことを気にしているときには自分自身になりきればよろしいのであります。どちらでもよろしいのです。なりきりさえすれば、そこに比較がなくなりますから、迷いはなくなるのです。

また、ここに心臓病恐怖の人があるとします。診察した医者が「心臓は大丈夫だ」という、それは客観的な事実であります。しかし本人はやはり心臓麻痺をおこすのではないかとこわい、それは主観的事実であります。このような場合、患者は「心臓は大丈夫である」という客観的事実と、「自分はこわがる者である」という主観的事実とを認めなければなりません。そうすると、いろんな治療法をあさり歩くということはなくなり、こわいままに普通に仕事もし、外出もする、という生活態度が出てくるはずであります。それが「あるがまま」ということであります。

「あるがまま」ということについて、もう一つ具体的な例を挙げて説明しましょう。先月私は筑波山に登りました。私と私の妻と、助手の三人で行きました。しかし私は喘息もちで、階段を上がるのさえも息切れがするので、はじめから頂上へは登れないものと断念していました。ケーブル・カーを降りてから、同行の二人に「ぼくはこのへんで待っているから、君たちは頂上へ登っておいで」とすすめました。二人は私をのこして登ってゆきました。私は、ひとつところにじっとしているのも退屈なので、そのへんをブラブラ歩きました。みなさん、そのとき私はどっちの方へ歩いたと思いますか？上へ向いて歩いたのです。ここが大事なところです。登れないものとあきらめながらも上へ向いて歩く、それが私のあるがままの生命であります。しばらく歩いてあとをふりかえってみたら、もといたところからだいぶ登ってきているではありませんか。そこで私は考えました。「頂上までは二丁あるというが、もうここまで二十間は歩いた。のこる道のりは百間だ。一間を六歩で歩くとすると六百歩で頂上へ着くことになる。」また少し歩いてふりかえってみると、もう半分はきています。「あと三百歩だ」と思って、また少し歩いては休みます。こうしているうちに、いつの間にか頂上に着いていました。ちょうど妻たちが頂上から降りようとしているところでした。頂上まで登るのに、大して苦しさを感じませんでした。こうして私は、登れないと断念していた頂上へ登れたのです。それがありのままの私の生命の結果であります。

また私は、死ぬまで神経質の研究をつづけたい。それがあるがままの私の生命であります。仏教では〝涅槃《ねはん》〟ということをいいますが涅槃とは〝死ぬ〟ことであります。〝死ぬ〟とは生きつくすことであります。あの人は〝三年経って死んだ〟といえば、その人は〝三年生きた〟ことになります。〝よく生きる〟ということは〝よく死ぬる〟ということであります。いま私は、九州旅行にでかける前の、あわただしい時間に、話をしています。あわただしいということも事実であれば、話をしたいという欲望も事実であります。現在こうして話をしていることが、ありのままの私の生命の姿であります。筑波山で、一足一足と下に向かわないで、上向きに歩いたのと同じように、私の生命が私をその方に向かわせるのであります。

現在になりきること

水谷　先生はよく「現在になりきる」といわれますが「なりきる」ことについて、もう少しお教え願えないでしょうか。

森田　「現在になりきる」というのは、達磨大師の仏性論にある「故に至人は、其前を謀らず、其後を慮らず」という境地です。この「現在になりきる」ことによって、神経質の症状は治るのです。

四年ほど前、富士山に登ったとき、こんな体験があります。私は前の日から下痢していて、身体が弱っていました。それでもがまんして登ったところ、母や子供たちといっしょに六合目まで歩いたとき、持病の喘息がおこって、それ以上登ることができなくなりました。私は一同と別れ、強力《ごうりき》を一人連れて山腹を横に廻り、須走《すばしり》口の五合目に向いました。冷たい霧雨は降るし、呼吸は苦しい。降り道だけならよいが、登ることもなかなか多い。はじめのうちは、五合目にたどりつけるかどうか不安でしたが、ついにすべての想像や予想を断って、永久に歩く心がまえで足元ばかり見て、歩数を数えてゆきました。何千歩であったか忘れましたけれども、ふと顔を上げると岩窟があります。それが目的の五合目の宿だったのです。このときには苦痛もすっかり忘れていました。ただどこまでも、足にまかせて歩く、という気合があるだけでありました。

これが私の「現在になりきった」体験であります。過ぎ去ったことを苦に病み、くり言をいうのを「前に謀る」といい、頂上に登れなくて残念だとか、この病気が大変なことになるのではないか、などと取越苦労をするのを「後に慮る」といいます。現在になりきったときには、過去のことを苦に病むとか、取越苦労をするとかいうことが一切ないのであります。

さらに大きくいうならば、私どもは人生の目的を見失わず、現在の自分の力のおよぶかぎりのベストをつくすことが大事であります。富士登山の例でいうならば、目的の方向に、日の暮れるのもかまわず、休息するでもなく、絶えず歩きつづけるのです。しかもそのときには、自分では努力も苦痛も超越して感じないのであります。

ある次男坊の訴え

香取　以前私といっしょに先生のところに入院していたある人から、私に手紙でいろいろの苦しみを訴えてきました。第一にその人は次男でありますが、新潟県の田舎では地方の風習として長男偏重だそうです。この人の父親はとくに極端で、この人は次男であるために病気のときも親の世話になることができず、三男の弟のところに行って世話をたのんだところ、父親はその弟に手紙を出して、その次男を世話してはお前のためにならないから追い出してしまえ、とまでいったそうです。

それからこの人は、最近肋膜炎が再発してこまっているそうです。いままでは、妻君の家からときどき補助を受けていたようですが、最近その家も没落して、補助を受けることができなくなったといいます。この人には子供が一人あるらしく、妻子をかかえてこれから先どうしたらよかろうと思い悩んでいます。こんなことで、先生にはいまさら相談もしにくいから私に相談する、とのことでありました。

そこで私も大いに同情して、さっそく返事を出してやりました。第一に、長子偏重はよくないことだけれども、あなたにとっては現在の事実であるから、何ともしかたがない。先生のいわれるように、「事実に服従し、境遇に従順なれ」であって、自分は生れながらの孤児であったと考え、現在の煩悶についやしている精力を実生活の方に向けたらよいと思う。第二の肋膜炎、第三の妻君の家の没落ということもみな事実であるから、もとから妻の実家はなかったものと思いあきらめて、そのまま境遇に服従するよりほかに道はない。なお、このような煩悶は、やはり先生に直接相談したがよかろう、といってやりました。その後私の手紙にたいしてたいへんよろこんだ返事がまいりまして、その終りには、「皓々《こうこう》たる明月は、玉楼《ぎょくろう》にも伏屋にも一様に照すものである」という詩句のようなものが書いてありました。これにたいして、先生のご批評をうかがいたいと思います。

森田　むかしから、「中の子は憎まれ子」ということになっています。べつに憎まれるわけではないけれども、上には兄がおり、下には弟がおって板ばさみのような境遇におかれ、あまりわがままがゆるされないということはありましょう。そのことがかえって本人のためになって、社会に出てから長男より、次男、三男がえらくなるという例はよく見られるところです。次男に生れたことを感謝している人も、世の中には多いことでしょう。同じような境遇も、ある人にとっては恨みの対象になり、またある人にとっては感謝のタネになるのであります。

この人の場合も、本人の言葉だけでなく父親などにもよく聞いてみなければ、はたして本人のいうほど、親から冷酷な扱いを受けているかどうかわかりません。親としては、本人の性根を叩き直すつもりで、ことさらに突きはなした態度をとっているのかもしれません。

それから普通の人は、何ごとも自己中心的に考えますから、親兄弟が親切にしてくれないとか、自分の不親切は夕ナに上げて、いろいろ人にたいして不平不満をいうものであります。成長して少し理屈がわかってくると、長男は「自分は甘やかされて育ったから弱くなった」とか不平をいい、次男は次男で「自分は子供のころにいじめられたから、ひねくれて神経質になった」とか苦情をいいます。理屈はつけようと思えば、どうにでもつけられるものであります。だから、本人の言い分を聞いただけでは、是非善悪を判定することはできません。本人の気質やふだんの生活態度を調べ、さらに親のいうこともよく聞いて、はじめて判定ができるのであります。

しかしとにかく、この人の場合、親から可愛がられていないことは事実のようです。私どもはこの事実を認めなければなりません。「親は子を愛すべきである」という理屈よりも、親から愛されていないという事実をはっきり認め、そこから出発することが大切であります。

私のところに入院した重症の対人恐怖の患者で、予想外によくなった実例がありますが、この人も入院前には自分の病気が家庭の悪影響からおこったようにいい、家庭の不和や母親のわからずやなどにたいして、さかんに不平や恨みをいったものであります。ところが、この人が心機一転して対人恐怖が治ったのちには、いままでの自分の考えのまちがいを知り、母や弟の自分にたいする愛情が身にしみてわかり、自分もまた母や弟を深く愛するようになったのであります。いままで恨んでいたそのことが、一転して感謝の対象になったのです。本人の日記の一節を読んでみましょう。

「弟に手紙を出す。病覚にとらわれていた間は、弟にたいしてどうして自分の苦しみに同情してくれないのかと不満に思った。そして、弟のよい点を見ては嫉妬していたが、いま過去をふりかえってみると、自分の自己中心主義のために弟に迷惑ばかりかけていたことが反省されて、しみじみすまないことをしたと思う。六年にわたって神経症に苦しんだが、その間ただ自分の苦痛ばかりを大事にしたために、その犠牲となって弟はどんなに苦しい目に会ったことであろうか。私は自分の苦しみを逃げるために、家事のこともその他の厄介な仕事もすべて弟に押しつけた。人の家を訪問するのがイヤで、弟に行ってもらった。思えば、何と兄らしからぬ兄であったことであろう。今日の手紙が、弟にたいする真の兄としての第一信である。

先生は、自分の対人恐怖症が治ったことを自分のことのようによろこんで下さった。先生のつぎによろこんで下さる人は母である。いままで自分は自分のわがままから、どんなに母にたいしてムリばかりいったことであろう。元気がなくて気分がわるいことも母のせいにして、駄々をこねた。母と終日無言で暮したこともあった。しかし、いまはただ一人の母に、無条件で服従しよう。ただ自分さえ、ちょっとの苦痛をがまんすれば、母をよろこばせることができるではないか……」

みなさんはこの日記にたいして、かくべつの感じはもたないかもしれないけれども、私は涙なしにこれを読むことはできません。家庭の厄介者であった一人の人間が、私の指導によってよくもこれだけに立ち直ったと思うと、私の心はいいしれぬ感慨にみたされるのであります。

私どもが人を判断する標準として、つぎのようなことがいえると思います。よくほかの人を憎み、うらむ人は、その人自身が他人にたいして冷淡な、愛情のない人であります。また、よく人をほめ、人に感謝する人は、その人自身が愛情のこまやかな人であります。

　さて香取君は、問い合せにたいする返事の中で、「事実に服従せよ」といいながら、「自分を親のない孤児と思え」とか、「もとから妻の実家はなかったものと思え」とかいっていますが、それは事実ではなくて、思想の作為であります。この人の場合は、父親がちゃんとおり、自分は肋膜炎という重い病気にかかっているという事実に服従しなければなりません。だから、私が返事を出すとすれば、つぎのようにいってやります。「君は、父親に憎まれた、という事実を認めなければならない。そして、親のよしあしにかかわらず、憎まれるのにはそれ相当の理由があるはずだと仮定し、その仮定の下にいろいろの方面から自分の心と行ないを調査しなければならない。そして自分の心がけや行為にまちがいがあったことがわかったなら、そのことについて父親に深く詫びなければならない。そこから、君と父親の愛情が復活することもあろう。また、どうしても自分が憎まれる理由がわからなければ、わからないままに自分自身を父母の前に投げ出し、自分が現在病気に苦しみ、生活に行き詰っている実情をありのままに訴えて、救いをもとめたらどうか。なおそのときには、親は子を愛すべきであるとか、子供を世話する義務があるとか、自分の権利を主張し、親に対抗するようなことはけっしてしないで、自分は憎まれてもしかたのない者であるが、現在病気のために困っているから、どうか助けて下さいと、たのんでみることだ。そうすれば父親もかならず救いの手をさしのべてくれるであろう……」

「窮鳥《きゅうちょう》懐《ふところ》に入れば、猟師もこれを殺さず」といいますが、ほんとうに困っている者は助けてやらずにおれないのが人情であります。叩かれても叱られても、足もとに寄りそってくる犬は、どんな悪人でも憎むことのできないものであります。

この人の父親が三男にたいして、「次男の世話をするな」とまでいっているところを見ると、本人には親にたいしてかなりの反抗気分があるものと認めなければなりますまい。この人の場合、その反抗を捨ててかかることが必要なのであります。

迷信と正信

香取　先生は科学者として偉い方だと思います。しかし一方、宗教的信仰をもっている人も偉いと思います。先生はたいへん徹底しておられますが、信仰はもっておられないように思われます。先ごろ先生が大病にかかられたとき、こんどは助からないと考えられた。そのとき井上君や私をわざわざ枕元に呼ばれて、「私が死に臨んでいかに生に執着し、煩悶するか、現実を見せたいために呼んだ」といわれました。

それと反対に、安心して死ねるという信仰をもっている人も偉い。このような人は、死はないもの、つまり命は永遠であると思いこんでいます。これらの人たちは、神を信じ、仏を信じているのです。私などもこのような信仰が得られるならばその方がよいけれども、なかなかそうはできないのが残念です。

入院中に拝見したのですが、先生や奥さまは近所の大掃除のときなど、大道に捨ててあるゴミの中から、燃料をあつめてこられてそれを風呂炊きに利用されました。また先生は患者たちといっしょに、飼ってある鶏や兎の餌にするために八百屋市場へ菜っ葉や人参の捨ててあるのを拾いにゆかれます。私もいっしょに行きましたが、人がキョロキョロ見ているのでどうも恥ずかしい。しかしそれも慣れれば何でもなくなります。それはみな、努力の結果であると思います。

ところで、私が感心した信仰の人というのは、どこかの仏教大学を卒業した人でありますが、僧侶ほど不信仰なものはないといって、自分は僧侶をやめてしまいました。そして市内のゴミを拾って歩きました。この人は、ゴミに手を合せて拝むのです。仏様は自分にこのような善行をさせて下さる、捨ててあるゴミを有益なものにさせて下さる、といって心から拝むのです。私どもが、捨ててあるものを拾う場合には努力してやっていますが、この人はよろこんでやっているのです。感謝してやっているのです。昼飯なども、ゴミための中のものを拾って食うとのことで、そんなことができるのは信仰の力であると思われます。

その人は、貧民窟の子供たちを指導し、ゴミためから拾ったものを整理して立派な収入を得、のちには多くの篤志家の浄財を得て、名古屋に鉄筋コンクリートの貧民の住宅を建てたということです。

その人は労働者よりもきたない着物を着ていて、労働界の争議にも入って、よくそれを解決するとのことです。この人の住んでいるところは二畳半の部屋で、その一畳は押入になっています。この人の身長は六尺ほどもあり、足は押入の中に入れて寝るそうです。屋根はトタンぶきで、もちろん拾い物です。その小さな家に十年も住んでいるということですが、それは信仰の力でなくてはできないことでしょう。努力による以外に、信仰によって開けるところのある境地があることが、これによっても知られるのであります。

畔上　私の父は内村鑑三先生の弟子でありますが、私は父の教会にときどき行って話を聞いたことがあります。それで宗教のこともいくらか聞きかじっております。いまの香取さんのお話のように、ある人は「安心して死ぬ」とか、「死を見ること帰するがごとし」とか申しますけれども、ほんとうの信仰はそんな性質のものではないと思います。死後に極楽や天国があると考えるのは迷信でありましょう。

私たちの病気につきましても、多くの医者にかかり、また自分でいろいろ工夫してみてもどうしても治らないから、しかたなしに先生におまかせするわけであります。おまかせした結果、自分の病気がどんな結果になるかということは、自分自身ではそれを知ることができません。それと同じように、自分の人生についていくら自分で考えても解決がつきません。解決がつかないから、やむを得ず神におまかせしてみよう、ということになります。それが信仰であって、死んで地獄にゆくか極楽にゆくかということは、もとより知ることができません。

ある有名なキリスト信者に会って直接聞いたのですが、死後のことは神におまかせすると決めていたが、じっさいに死に直面してみると、なかなかかねての想像のようにはゆかない。自分の我というものと、神にまかせるという考えとの間に深刻な争闘のあるのを感じた、ということです。だからといって、このキリスト信者に信仰がないとはいえなかろうと思うのです。

森田　畔上君の考えと私の考えは、大体において同じです。親鸞上人の信仰もこんなふうではなかったかと思われます。

皆さんが私のところにこられる場合、森田の療法は普通の医者とちがうそうだが、何だか意味がわからぬ、疑わしいけれども、神経質の治療に行詰ったからしかたなしに森田にまかせる。そして疑いながら、森田のいうとおりに実行する。そのように、疑いながら実行するのを、私は「従順」といっています。疑いは我であり、まかせるのは理知であります。この疑いと理知との対立がますます大きく、その間の争闘のますますさかんなのが、「大きな従順」であります。疑うことなしに森田にまかせるのは盲従であり、迷信でありまして、新興宗教や素人療法のご利益を信ずるのと変りはありません。「大疑あって大悟あり」といいますが、まことにその通りであります。神経質の治療も同様で、これまでにいろいろの治療を数多く遍歴し、いろいろ迷いつくした人ほどよく治るのであります。

愚夫、愚婦のとなえる南無阿弥陀仏は、ただそれだけの盲従であって、ほんとうの信仰とか、立派な従順とかいう境地には遠く到らないのであります。大疑のあとの大悟であるところの親鸞上人の南無阿弥陀仏とは、大きな相違があるのであります。

話が少し思想の遊戯になりますけれども、永遠の生命とか人生の幸福とかいうことは抽象的な言葉であって、それには一定した内容というものはありません。それをどのように解釈するかは、その人の経験内容によってちがうのであります。同じ言葉であっても、教養のある人、深い宗教的体験のある人と、そうでない人とでは受けとり方がまったくちがいます。それほどむずかしい言葉でなく、たとえば日常つかいなれている「立派な人」というような言葉にしても、その人の年齢や経験、教養の度合によって受け取り方がちがうでしょう。まして、「永遠の生命」ということになると、その受けとり方は人によって非常にちがうものであります。ゴミを拝む人と、香取君と、私とでも、「永遠の生命」にたいする考え方は大きく相違していると思われます。私が「神経質」という雑誌に原稿を書いたり、この形外会で話をしたりすることも、私としては「永遠の生命」のつもりであります。

人生は絶えざる変化である

井上　私は前に不潔恐怖や尖端恐怖などに苦しみましたが、家の者は神経衰弱には勉強はいけないといって、学校をやめて実業につくようにすすめます。しかし私は、もし再発するようなことがあればそれまでのことと覚悟して勉強していますが、今後勉強をつづけても差支えないでしょうか。

古閑　勉強したために強迫観念がおこるわけはない。君はすでに治って、そのことがわかっているはずだから、勉強してもよいではありませんか……。この人は前に非常に勉強をし、そのころ強迫観念になったものだから、家の人は勉強が強迫観念の原因であるかのように思って心配しているのです。

森田　私にも同じような経験があります。私は中学時代には頭痛もちで、心臓がわるいといわれ、長いこと医者に通っていました。いまから考えるとそれはほんとうの病気ではなくて神経質でありましたが、父親は私が病弱なことを心配して、中学卒業後上の学校にゆくことを許しませんでした。しかし私は上の学校に行きたくてたまらないので、父にはいい加減なことをいってごまかし、ある家へ養子に入る約束でその家の世話を受けて高等学校に行くことになりました。のちに父のつよい希望で養子先から実家に帰り、こんどは父の世話で大学に入ることになりました。つまり私は神経衰弱のままで勉強をおしとおしたのであります。父にそむいた私は、けっきょくは親にたいして孝行になり、不孝にならずにすみました。私の弟は親に従順で、私の病気にこりた親のいうことを聞いて、高等小学を出たきりで勤めに出ました。そのために兵隊にとられ、出征して外地で戦死したのであり

ます。もし私が、親のいうままになって勉強しなかったとしたら、かえって親に不孝になったであり
ましょう。

早川　普通の医者は、心配すると病気が重くなるといいますが、ほんとうでしょうか。

森田　それは、寒がったり、苦しがったりすれば病気が重くなる、というのと同様です。寒いときには寒がり、苦しいときには苦しがるほかないのと同様に、病気のときに心配するのは当然のことであります。もし暑いときに寒がればそれは熱病か何かのせいであり、もし病気であって少しも心配しなければ、それは精神病か意志薄弱性の変質者か何かでありましょう。病気のときには心配してこそ、適切な治療もできます。もし心配がなければ、赤ん坊のようににがい薬を飲もうとしないだろうし、また意志薄弱者のように森田式の体験療法など受けられるはずがありません。

普通の医者は患者の心理を考えず、これに同情することを知らないで、いたずらに「心配してはいけない」とか、「安心するように」とか、ひとりよがりのことをいうために、患者は当然心配すべきことを心配してはならないと心配するために、ますますこんがらがって、煩悶、苦悩におちいり、居ても立ってもおれなくなり、ほんとうに病気を悪化させることにもなるのであります。

話は少しちがいますけれども、私はむかしは「死ぬ」ということが何とも名状しがたいほど恐ろしかったのが、四十歳ごろからのちは、ときどき「死ぬのもよい、生きるのもますますよい」と思うようになりました。それはたとえば、私が変質性の精神病患者から意地悪くいじめられながらその治療法に苦心しているときや、研究の仕事が困難と複雑さを加えてきたときなど、死ねば安楽になるということから「死ぬるのもよい」と思うのであり、治療に成功したとき、仕事が一段落したとき、原稿

が出来上がったときなど「生きるのもますますよい」と思うのであります。「生と死とどっちでもよい」という、きわめて気楽な気持になることがあるのであります。

仏教では死ぬことを涅槃といいますが、死は同時に生の完成であり、終結であると考えられます。つまり困難と成功、苦痛と安楽、生と死といったものは、同一の事柄の両面観であり、時間的にいうと一つの「過程」であります。たとえば、この茶椀をあちらからこちらに置きかえれば、あちらには茶椀がなくなると同時にこちらには茶椀があるようになるのと同様であります。「過程」として、苦と楽、生と死を考えるとき、それは人生における絶えざる変化であり、創造的進化であるということができましょう。

早川　私はいま生きるのも困る。死ぬのも困ると思っています。

森田　早川君はなかなかうまいことをいう。よく自己観察ができます。私などもむかしはそうだった。死ぬのは恐ろしい、生きるのは苦しい、と思った。それはいいかえれば、「死を恐れないで、人生のいろいろの目的を楽々となし遂げたい」ということになります。このような考え方をするのが神経質者の特徴であります。死は当然恐ろしく、大きな目的の達成には大きな苦痛、困難が伴なうという、きわめて簡単なことを覚悟しさえすれば、それだけで神経質の症状は強迫観念でも何でもすべて消失するのであります。すでに全治した人にはそれがよくわかりますが、まだ治っていない人にはまったくウソのように思われることであります。

なお、この「生きても、死んでも困る」というのと、「生きても、死んでもよい」というのはいわば一つのものの裏表でありまして、どちらも生にたいする執着のつよいもので、けっして自殺したり自暴自棄になったりすることのできない人の考え方であります。自殺するような人は、けっしてこんな考え方をしみじみとするものではありません。だから、このような考え方をする人は、たとえ消極的、積極的のちがいはあっても、かならず死ぬまぎわまで生の努力をつづけるものであります。

「死んでもよい」というのは言葉であって、じっさいは死にたくないにきまっています。「欲しがることをやめる、あきらめる」というのは、まだほしくてたまらないことをしめすものであって、かりに思想をもってそれを否定してみるというだけのことであります。だから、「死ぬのは困る」も、「死んでもよい」も同様に、どこまでも生の努力を絶たない人の考え方であって、自殺者や薄志弱行者の心境とはまったく異なったものであります。

7　調和と適応の生活

欲望と恐怖の調和

松本　先生は〝絶えずハラハラしているようであれば、よくなる〟といわれましたが、自分の部屋にひとりいるときにはその必要はないように思いますが、いかがでしょうか。

森田　君の質問のしかたは、神経質の人の特徴であって、自分をハラハラさせなければならぬ、と人為的に作為しようとするものであります。

ハラハラしている状態とは、絶えず気のもめるありさまをいうので、仕事欲のさかんになったときのことであります。それはたとえば、腹が減り、食欲がたかまった状態とも比較すべきものでありまず。だから私は、ハラハラしなくてはいけないというのではない、腹が減らなくてはいけないというのではない。腹が減らなくてはいけないといったところで、現実に腹の減らないものはしかたがないでしょう。しかし、私どもが自分を自然の心身の状態に置けば、自然にそのようになってくるものであります。

ハラハラしている状態とは、あれもしたい、これもしたいという欲望のたかまることでありまして、そのために自分の心身の異常にたいしていちいちこだわっておれなくなり、そこに欲望と恐怖の調和ができて、神経質の症状がなくなるのであります。それは、ちょっと考えると、忙しくて気がまぎれるためだと思われるかもしれませんが、けっしてそれだけではありません。

私のところの療法で、その症状だけは苦痛あるいは恐怖そのものになりきることによってなくすことができますけれども、さらに根本的に治し、社会で自由に活動できるようにするのには、さらに欲望と恐怖の調和を体得させることが必要なのであります。

なお、苦痛や恐怖になりきるということは、苦痛をそのまま忍受し、苦痛をのがれるための小細工をやらないことであります。たとえば、ある不眠の患者は、先日の診察で私がいった「いくら不眠でもかまわない、薬をのんだり、眠る工夫をしたりしてはいけない」ということを実行したために、さっそくその晩から安眠ができるようになった、ということであります。

藤江（主婦）　私は心臓神経症でございますが、やはり同じような考え方でよろしいのでしょうか。

森田　まったく同じことです。私どものもっとも根本的な恐怖は〝死の恐怖〟でありまして、それを表から見れば〝生きたい〟という欲望であります。死にたくない、生きたいというのは誰にも共通する本能的な欲望であります。さらにその上に私どもは、よりよく生きたい、人に軽蔑されたくない、えらい人になりたいというような向上欲に発展し、複雑きわまりないさまざまの欲望となるのであります。それで、神経質の症状に苦しんでいる人は、なぜ病気がおそろしいのか、なぜ不眠が苦しいのかと、自己反省によって追究してゆけば、けっきょく生きたい、発展したいという欲望がつよいからだ、ということがわかってくるのであります。このように、自分の心の奥底までわかるようになるのを自覚といって、人間として修養が積むほどその自覚が深く正しくなってくるのであります。

私自身の自覚について一例を挙げてみますと、私にとっては〝死〟はいかなる場合、いかなる条件の下でも、つねに絶対的に恐ろしいものである、ということをハッキリ自覚しています。たとえ私が百二十五歳まで生きたとしても、〝死〟がおそろしくなくなることはけっしてない、ということを予言することができます。私も少年時代から四十歳ごろまでは、何とかして〝死〟をおそれないようにと、いろいろ工夫もやってきましたけれども、〝死はおそれざるを得ない〟ということをハッキリ知ってからのちは、そのようなムダな骨折はやめてしまったのであります。

また、私の自覚によりますと、私には〝死の恐怖〟のほかに〝生の欲望〟というものがハッキリ現われております。私は一年ほど前に死ぬか生きるかの大病をやりました。非常に苦しくて、まったく身動きもできなかった数日ののち、まだ死の危険の去らないときから看護婦に「源平盛衰記」を読ませました。そして、少し病気の苦しみがラクになるにつれて、ちょっと疑問がおこっては保元の乱の原因を調べてもらったり、現在の自分に関係のないことまで調べてみないと気がすまない、というありさまであります。それが私のいう〝生の欲望〟のあらわれであります。

亡くなった私の子供も、死ぬ前の日くらいまで看護婦に本を読ませていました。私ども人間は、死ぬまで食うことをやめません。この食欲と同じように、知識欲でも、その他の欲ばりでも、命のつづいているかぎりは止まないものと思われます。これが理論を超越した本能であり、自己本来の面目でありまます。私の妻の父は八十二歳で亡くなりましたが、いよいよ死が迫った時にも、ある田地の小作料をまけてはいけない、といって家人を指図したそうであります。

なお、私のこんどの大病のときも、自分は心臓性の喘息であるから、命があぶないと思い、死んだら解剖するようにと医師にたのむとともに、私の患者の中の優等生である井上君や山野井君などに危篤の電報を打ってきてもらいました。それは、私が死ぬときの臨終のありさまを見せて参考に供したいと思ったからであります。解剖はもちろん医学の研究資料に供するためであります。私はこのように、臨終の苦悶も、死んだのちの死体もムダにしないで、有効な実験材料として提供したいのでありまして、言葉をかえていえば〝欲ばり〟なのであります。

この〝欲ばる〟ということは、生きている証拠であります。慢性の病気で衰弱すると、食欲もなくなるとともに、いろいろの欲望もしだいにうすくなってしまいますが、健康な間は何かにつけて、あれもこれもと欲ばるのであります。こんどの私の病気の場合も、少し苦痛がラクになると論語のような一句、一句のものをしずかに味読《みどく》することができます。身体の弱っているこの時期には、ちょっとしたものでも続いた文章を読むことはできません。論語の文句を記憶しても、それをあの世に持ってゆけるわけではなし、何のために重病の床で論語を読んだりするのか、という人もありましょうけれども、私はただ読みたいから読むだけのことであります。人間は理論にとらわれると、生の欲望がおさえられてしまいます。神経質の患者には、よく理論にとらわれて勉強も仕事も放棄してしまう例があります。倉田さんなども、そのよい例でしょう。

私が自覚によって知ったところの〝生の欲望〟についてお話しましたが、さらに自分の心を奥深く内省してみると〝欲の袋には底がない〟というように、私の〝生の欲望〟には際限がないということを知るのであります。

赤面恐怖についていえば、人から笑われるのがイヤだ、負けたくない、偉くなりたい、というのは、人間の〝純なる心〟であり、〝生の欲望〟そのものであります。ところが赤面恐怖の人は、人から笑われても平気な厚顔な人間になろうとして、いろいろ工夫をするのであります。これでは人間として退歩するばかりで、進歩するはずがありません。人に笑われたくないという〝純なる心〟にしたがって、学業や仕事に努力奮闘してこそ、進歩があり、発展があるのであります。

私自身の自覚によれば、このような欲望は否定することも、おしつぶすこともできません。私はそれをひっくるめて、「欲望はこれをあきらめることはできない」といっております。それと、「死はおそれざるを得ない」ということとが、私の自覚から得た動かすべからざる事実であります。

よく、「まだ死ぬことなんて考えたことがない」とか、「死ぬことは少しもおそろしくない」とかいう人があり、また修道者は「死を恐れない工夫をする」とかいっていますが、そんなことをいうのは自覚が足りないためだと思います。

話が少しとびますが、キリストが断然決心して十字架にかかったとか、日蓮が首を打たれようとして泰然自若《たいぜんじじゃく》であったとか、親鸞が流罪になってかえって辺境の民を教化することができるとよろこんだ、とかいわれています。なるほど、表面から見れば、キリストや日蓮は「死を見ること、帰するが如し」という態度であったかもしれません。しかし、その心についていえば、じつはけっして死をおそれないのではありません。死はおそろしいけれども、より大きな欲望のために、あえて死地におもむいたのであります。

また、私どもが寄付をする場合、寄付する金が惜しくないのではありません。金は惜しいけれども、その金を有効にしたいがために、寄付するのであります。

〝死の恐怖〟と〝生の欲望〟の関係は、相対性原理で説明するとわかりやすいと思います。ここにいう相対性とは、二つのものの釣り合いであります。自分が歩いているとき、そばを自動車が通れば、自動車は非常に早く走っているように見えますが、自分も自動車に乗って走っておれば他の自動車は動いていないように見えます。それと同じように〝生の欲望〟が非常に大きければ、〝死の恐怖〟も消失して感じないようになるものであります。相対関係でそうなるのでありまして、〝死の恐怖〟がないのではありません。むかしの武士が敵に対するとき、つまらぬ雑兵の手にかかれば〝犬死〟になるから命が惜しいけれども、名誉になる大将株に向えば命も惜しくなくなるのであります。

ここでもう一つ、苦痛と欲望の関係を身近な例で説明してみます。いま、リンゴを一つ果物屋まで買いにゆくとします。つまらぬ仕事ですから、誰でもめんどうでイヤに感ずるにちがいありません。しかし、暇で退屈しているとき、散歩がてらに買ってくるとすれば、かくべつ面倒でもありません。またそれを私に頼まれると、よろこんで飛んでゆくことになります。それはなぜかというと、私に恩を着せることができるからでありまして、リンゴを買いにゆくのが好きだからではありません。ところが、自覚のできていない人は、こんな場合に「私はリンゴ買いにゆくのが好きです」といいます。それはちょうど、自分の乗っている自動車と並んで走っている自動車を、「あれは動いていない」と主張するのと同じことであります。その証拠には、同じ人が女中にリンゴ買いをたのまれると、「だれがリンゴ買いなんかに行くもんか」というのであります。もしその人が、よく自己内省ができていて、自分の心にある〝リンゴ買いはめんどうだ〟ということと、〝先生には好かれたい〟ということの両方をハッキリ自覚しているならば、その人の行動は臨機応変、自由自在となるのであります。たとえば、私がリンゴ買いをたのめば、外出のついでの人とか、誰か暇な人とかにたのんで、自分は食事の用意をしたり私の仕事を手伝ったりして、何もかも間に合い、十分に私を満足させることができるのであります。単にリンゴ買いということだけにとらわれる人は、ほんの〝おつかいあるき〟以上の仕事はできないのであります。

環境に適応する生活

行方　私の書痙が治り、また会社に出るようになりましても、会社の上役はまた私に無理をさせて神経衰弱を再発させてはいけないと心配し、ラクな仕事の方へまわしてくれました。それは、会社の健康増進部の仕事でありました。健康増進部では、病気の治療についての相談に応ずることになっていますが、問い合せの手紙について統計をとってみましたところ、その少なくとも一五パーセントは私から見て神経質症状のように思われました。そして気の毒にそれらの人びとは、とても治るとは思われないようないろいろの治療法を試みているのであります。

なお、この健康増進部は衛生および病気の治療に関する。パンフレットの刊行が一つの仕事になっていますので、森田先生および古閑先生にお願いして書いていただきましたが、いろいろのパンフレットのうち、一番注文が多いようです。ただ、一般の医師の方々に理解され方が少ないのが残念であります。

さて、私の神経質症状が治る以前と今とでは、人生にたいする態度がまるでちがっております。以前は仕事をするのに、重役たちに自分を〝勤勉で良い社員だ〟と思わせようとする傾向がありましたが、いまでは重役の考えは向うの考えだから、自分でどうすることもできない、自分はただ仕事の目的の貫徹のために一心にやるよりほかにしかたがない、という態度になりました。何と表現したらよいかわかりませんが、とにかく大きな力が出てきたのであります。

先生のいわれる「事実本位」は、私ども社会人にとって、非常に大事なことでございます。以前は会社で月給の高下を気にし、人より百円でも少ないと不愉快でありましたが、いまはそんな感じはなくなりました。ただ、現在の仕事そのものになりきることができるようになりました。日常生活でも、不平があれば不平のまま、腹が立てば腹の立つままでありますから、少しも心にとどこおりがなくなりました。家の者も、私が以前にくらべて朗らかで、がまんづよくなったと申しますが、自分ではことさらに我慢するという意識はなくて、自然にそうなっているのであります。

森田　行方さんは、以前と今とくらべて、風邪をひくことにちがいはありませんか。

行方　前にはずいぶん風邪をひきましたが、その後は少しも風邪をひきません。なお、以前は不眠で苦しみましたが、いまは横になるとすぐ眠ります。そして朝はきまったように、五時半に眼がさめます。少し早すぎるので、すぐ起きては家の者が迷惑すると思って、二十分ぐらい本を読んだりしていますす。以前は夜眠れないので、子供に「しずかにしろ」といったりして、大さわぎをしたものです。そして朝は、「昨夜はよく眠れなかった」といってグチばかりこぼし、しかも会社の出勤時間は遅れがちでありました。

森田　ここで全治した患者が、風邪をひかないようになるということは、目立った現象であります。ここの療法は、冷水摩擦をやるとか、皮膚をきたえるとか、特殊の強健法は一切やっておりません。ただ自然に従っているだけであります。それでいて、風邪をひかなくなりますが、それは日常生活に心のゆるみがなくなるからであります。風邪をひくのは、心の緊張と弛緩の急激な変化のさいにおこるもので、元気ならば元気のように、弱いならば弱いように、いつも周囲の状況に自然に適応してゆくならば、けっして風邪をひかないものであります。

また、ここで治った患者のよくいうことに、「自分の不眠や赤面恐怖の治ったことはうれしいが、それよりもさらにありがたいことは日常生活に能率が上がるようになり、人生観が変ったことだ」ということがあります。しかしそれは正しくいえば、「人生観が変ったから神経質症が治った」のであります。それはたとえば、「息切れや心悸亢進の治ったのはうれしいが、それよりもありがたいことは体重が増し、仕事をしても疲れないようになったことだ」というのと同様であります。息切れの治ったのは、健康になったことと同一のことであります。それと同じように、日常生活にたいする適応性が出来てきたことが、とりもなおさず神経質症の全治したゆえんであって、その二つは別々のことではないということを知らなければなりません。

話はちがいますが、今日の失業者の多い世の中に、神経質者がなかなか失業しないのも、また目立った現象であります。行方君などは会社を一年半も休んでいます。しかも、首にもならないで会社からよく保護され、大事にされています。山野井君などもそうです。書痙でまったく字の書けない人でさえ、このとおりであります。このように会社や職場から大事にされるというのは、何を意味するでありましょう。それは、神経質者の持味である〝地味で誠実である〟ことが関係しているように思われます。だから、私どもは自分が神経質の素質をもって生まれたということを心から感謝すべきでありましょう。

神経質は物に執着する性質であります。一度何かの目的を定め、あるいは一つの職業につくと、それに執着し、未練があって、いろいろ目的を変えたり、職業を転々したりすることが少ないようです。山野井君も、字が書けないにもかかわらず、私の言葉にしたがって会社に出勤し、その結果書痙が治りました。行方君も、休養中もいつも会社のことに執着し、けっきょく〝生の欲望〟にひきずられてふたたび会社に出勤するようになり、ついに書痙が治ったのであります。

自然に従うラクなやり方

蜂須賀　私はかつて抵抗療法というのをやったことがあります。皮膚を丈夫にするために、冬もまるはだかでいたことがあります。そのときは皮膚も丈夫になったように思われましたが、のちにはやっぱり前と同じように、たびたび風邪をひくようになりました。

森田　ここの療法は一定の形式にとらわれたこと、たとえは抵抗療法などとは全然ちがいます。自然にしたがうラクなやり方で、苦行でも何でもありません。私のところで治療中は冷水浴や腹式呼吸など一切の型にはまった治療的あるいは修養的なことをやめさせるのです。それでいて私のところで治った人は、冷水浴を何年もやった人よりも、抵抗力も持久力もつよくなるようです。絹フトンの上に坐ることも、ムシロの上に坐ることも、その時その時の境遇に応じて自由にできるようになるのです。それから、私のところで全治した人は、ほとんどみんな不思議に風邪をひかなくなったといっています。

溝淵（内科医）　私は森田博士の治療を受けたことはありませんが、やはり神経質でよく風邪をひきました。冬にはかならず三度くらい風邪をひくのです。医者でありながらこまったものです。それでいつも風邪にたいする恐怖をもっていました。少し寒いと、〝ああまた風邪か〟と恐怖におそわれました。その後、ひどく寒いようなときには何クソと腹に力を入れることをおぼえ、それ以来風邪をひかないようになりました。

佐藤（医師）　風邪は寒いからひくのではなく、気のゆるんだ瞬間にひくものです。

森田　私はむかし富士山にのぼったとき、天候がわるくなって、頂上で三時間も浴衣一枚で寒さにふるえていましたが、疲労も加わってはげしい頭痛がしました。こんなときでも、気が張っていれば、けっして風邪をひくものではありません。風邪をひくのも、魔がさすのも、かならず気のゆるんだときで、周囲の状況とそれにたいする自分の反応の調和が破れて適応性を失ったときにおこるものであります。周囲と自分とのつり合いがとれていれば、そんなシクジリはおこさないものです。暖かいところではゆったりし、寒いところでは気が引きしまっておればよいのですが、暖かいところから急に寒いところに出たり、あるいは寒いところから急に暖かいところに入るような場合、環境の変化にたいして心の変化が追いつかず、環境にたいする調和を失ったときに風邪をひくものであります。だから、ウタタ寝するときなど、よく風邪をひきます。しかし精神が自然になれば、ウタタ寝しても風邪をひかないようになるものです。むかしの武士が、クツワの音にも目をさましたというのは、眠っていても心は緊張を失わない証拠でありまして、外界の変化にすばやく適応することができるのです。このような状態のときには、けっして風邪もひかなければ魔のさすこともないのであります。

神経質者と職業

水谷　神経質の人は、精神内向的で、それに人づき合いが下手ですから、研究室にとじこもってやれるような職業をえらんだ方がいいのではないでしょうか。

高良　神経質の人はなかなか向上心がつよいから、どんな職業についても相当にやってゆき、発展することができます。

森田　精神内向的というのは治らぬうちの話で、治れば外向的になり、どんな仕事でもテキパキ処理できるようになります。しかし外向的になっても、一方では自己内省を失わないところが神経質の特徴でありまして、その特徴があるために罪をおかしたりすることはほとんどなく、また仕事の上でも大きな失敗が少ないのであります。また自己内省を深めることによってすぐれた学者、教育者、宗教家などになることもできるのです。何と、すぐれた素質ではありませんか。若いころに深く悩んだという釈迦や親鸞は、明らかに神経質であったと思われます。白隠《はくいん》禅師なども、だいぶ神経衰弱に悩んだようですから、神経質にちがいありません。

かつて私がはじめて治した赤面恐怖の患者は、はじめは文学にばかりこっていて、父親の希望する商業につくことを非常にきらっていたのですが、治ってからは商科大学に入学して優等で卒業し、上海の税関に勤め、のちには非常に出世したのであります。また、もう一人の赤面恐怖の患者は、大学の法科を出て警察の課長になり、ずいぶんたくさんの人を相手にしなければならない境遇に身を置いて、ますます発展しているのであります。

考えてみますと、どんな職業についても、対人関係のわずらわしさから免れるわけにはゆきません。たとえ山にこもったところで、味噌、醤油を買いに里まで下りてこなければならないし、金が尽きればまた社会で働かなければならないでしょう。また人間は、地位が上がり、名が上がるにつれてますます対人関係は複雑になってゆくものです。だから、君のように対人関係のわずらわしさのない職業につこうなどと考えていたら、一生ウダツが上がらないでしょう。対人関係を避けることを工夫するよりも、対人関係をいかにうまく円満にやってゆくか、ということを工夫し、研究すればよいのです。

人を使う心がけ

日高　役所では私にも少し部下があるのですが、人を使う心がけについて何か教えていただきたいと思います。

森田　行方さんのせんだってのお話に、行方さんのところで使う給仕は皆よくなって、他の課からもらわれるということです。だから、行方さんに聞くとよい。

行方　相手の気持を考えてやることは必要です。しかし甘やかすのではなく、私はただズバリ、ズバリと思う通りにやります。給仕をつかうのにもなるべくムダを省くようにしています。たとえば自分が何もしないで煙草をふかしているような場合には、些細な事は給仕をつかわないで自分でやります。以前はこんなことをすれば相手の気持を害しはしないかとビクビクしていて、いい加減のことをしていました。私の会社でも緊縮で人を減らしていますが、ちかごろは少ない人手でゆっくり仕事ができるようになりました。

森田　岡田君に今の行方君の話がわかると進歩する。岡田君の昨日の日記に「自分が苦痛を回避して人の仕事を手伝わなかったことは、人の為すべき道を行なわなかったからいけないと思って後悔した」とあります。それではなぜ、人の為すべき道を行なわねばならないかといえば、自分が人から善く思われたい、善人でありたい、という自己中心的な考え方であるということにはちょっと気がつかない。ムリに善をしようとするから偽善になるのです。自分の為すべき道だからやるというのではなく、人の苦労を見かねて手伝ってやれば、はじめて心が外向的に働き、仕事そのものになりきり、自己内省を忘れるのであります。それがほんとうの〝善〟であります。

行方君は、自分が憎まれることは忘れ、その給仕のため、あるいは仕事そのものの能率のためになりきるから、けっきょくズバリ、ズバリという調子になるのであります。そのへんのコツは体験しないとわかりません。

また入院中の某君は家のばあやに、自分は頼まれても気の向かないことはしないから、悪く思わないでくれといったそうです。しかしそれはムリな要求です。頼んだことをしてくれなければ人はよろこばないし、場合によっては軽蔑したり、憎んだりすることがあるのは人情の当然であります。だから、「悪く思わないでくれ」というのはよけいな言葉です。それはたとえば、「私はあなたを好かないけれども、私の感じそのままで別に悪意はないのだから不快に思わないでくれ」というのと同様であります。むかしの侠客が人から頼まれれば人殺しでもする、けっして後へはひかない、とかいうのは岡田君の態度とは反対のように見えるけれども、じつはそれも自己中心ということから離れていません。つまりそれは、自分が「男になる」ことを最上の目的とする自己中心的なものであって、普通の人のできないことをやってのけるところに、誇りと満足を感ずるのであります。そして、本人は無知のためにそれが自己中心的なものであることに気がつきません。ほんとうの「仁」は、時と場合により、自分のことを忘れて、人のため社会のために最善を尽すことであります。このような「仁」の心は、その時の事情によって人びとから表彰されることもあれば、投獄されることもあり、あるいは百年ののちにようやくその徳を認められるようなこともあります。仁者その人は、自己一身のことを打算している暇がないのであります。

行方　私の属している健康増進課の課長は、まことに人の好い方で、人の悪口などはけっしていうことができません。課に、一人の古い医員がいて、調査票に病歴を書き入れず、あまり簡単すぎます。それで課長は調査票の整理ができないといって非常に困っています。課長は間接に、遠まわしにいうのですけれども、本人は少しもそのことに気がつきません。私がその話を課長から聞いて、「それは何でもありません、私からいいましょう」ということで、その医員に実情をありのままに話しましたところ、その医員は「ああそうかなあ、なるほどそれには気がつかなかった。それで数年間問題になっているとは思いがけないことだった」といってサッパリしたものです。こうして少しも相手の感情を害することもなく、調査票の改善を実行することができました。

森田　行方君のように、事実を話してくれるとわかりやすい。みんなにそれがわかるとよい。徳義がどうとか、社交がどうとかいっている間はなかなかうまくゆきませんが、感じから出発して物そのものになりきれば、少しの障りもなくスラスラとできるようになります。水の流れるようなもので、とどこおりがないのであります。

行方　最近の私はやり放題であります。先日料亭で、私の課で多くの名士をお招きしてご馳走をしたことがあります。私はその接待役を頼まれました。私は適任でないからといってお断りしましたけれども、ぜひやれということで引き受けさせられました。宴会も終り、お客をお送りするときになって、課長は心配されて自動車を二十台も呼ぶような話でありました。それはもったいないと思い、私が引き受けてお客の一人一人に「お車はいかがですか」と伺いましたところ、「私はいらない」という人が多く、また行先の同じ方向の人に二、三人ずつ同車していただいて、けっきょく六台ですみました。私のやり方は簡単です。先方も、それほど悪く思わないようです。

従順ということ

村上　私はこんど森田療法を受けたおかげで、従順ということがよく体得できたように思います。以前は強情で、自分の考えだけにとらわれていましたから、環境にたいする適応ということができませんでした。

森田　従順ということほど、簡単でたやすく、また安楽なものはありません。

早川　私は入院中に、従順とは何かということをただ理論的に考えていましたので、うまくできませんでした。

森田　荒巻君なども同様で、なかなか従順にならない。たとえば、私が同君に「この盆栽に水をやるように」と注意すれば、同君は「どうも自分は気がきかない、頭のはたらきがにぶい」という具合に、いわれた文句と自分の都合ばかり考えて、盆栽そのものを見つめようとしません。だから、することも機械的になり、注意された一つの盆栽ばかりに水をやり、その近くにあるいくつかの水のきれている盆栽には水をやることをしないのであります。そして、あくる日はもう、自分が水をやった盆栽や花のことはすっかり忘れて、自分とはまったく無関係になっているのであります。そのことを私は「お使い根性」と名づけ、「この盆栽に水をやりなさい」という文句だけのお使いをして、盆栽を世話し育てるということには少しも注意を払わないのであります。それを強情といって、自分の感情にとらわれるばかりで、少しも従順さがないのであります。

この会でも、私の家でも、神経質のよく治った元気な人をいつでも見ることができます。そんなとき、まだ治っていない人は、ただ素直に、従順に、その人をうらやみながら、自分もあのように治りたいと思ってじっと見ていると、自然にその気合に感化されて、自分も治るようになるものでありす。それと反対に、あの人は素質がよく、それに症状も軽かったから治ったけれども、自分はそれとはちがう、神経質という先生の診断は間違いであるかもしれない、などとひねくれて考える人はなかなか治らないのであります。治るとか治らぬとかいう言葉にばかりとらわれないで、治って元気になった人の様子を、陰の方からそれとなく眺めていさえすればよいのです。ひねくれるよりその方がいくら安楽であるかわかりません。

私が十六、七歳ごろに経験したことをお話ししましょう。私は子供のころから、病気のときなどに飲まされる牛乳がきらいで、それを飲むのにいろいろ工夫や苦心をしたけれども、どうしても好きになることができませんでした。ところが、その後中学校の寄宿舎に入り、かねて尊敬している上級生などが、熱い牛乳をさもうまそうに、フーフー吹きながら飲んでいるところをときどき見ているうちに、いつの間にか私もその様子に感化されて、牛乳が好きになってしまったのであります。好きになろうとムリな努力や苦心をしないで、自然に安楽にそうなったのです。

物の値打を発揮させよ

高浦（医師）　私は医者でありますが、森田療法を研究するために、普通の入院者と同じように臥褥療法からはじめてひととおり体験させていただきました。入院中何より教えられましたことは、先生の日常の生活態度であります。先生のお宅には、普通の医院に見られるような診察室はなく、座敷に質素な立机と椅子を置き、先生はふだん着の着物のままそれに腰かけて、少しも体裁ぶらずに診察をされます。それでいて、患者にたいして何か非常に力づよい影響を与えられ、十年来の神経症がいっぺんの診察で治ったという例もめずらしくありません。

先日、先生が慈恵医大に講義にゆかれるときお伴をしてゆきました。帰りには日比谷のあたりまで散歩されましたが、道ばたでクズ屋のもっている自動車のチューブの切れはしを見つけられ、「それをいくらで売るか」と聞かれるのです。いくらだったか忘れましたが、先生はクズ屋のいった値段の倍くらいの金を払って、そのゴムの切れはしをもって帰られました。それを何につかわれるのだろう、と思っていますと、先生はそれを切ってテーブルや椅子の脚の底にお貼りになるのです。クズ屋も先生にゴムを売ってもうけましたし、先生も廃物利用で新しいものを買うよりもずっと安上がりです。普通の人のちょっと気のつかないところに、先生はいろいろの発見をされます。それはけっして理論から出発されるのでなく、いつも感じから出発されるのです。些細なことのようでありますけれども、じつはけっしてそうではありません。先生はどんなものでも十二分に活用し、その値打を発揮させられます。それは、「人の性を尽し、物の性を尽す」ということでありまして、人も物もそのもっている値打をとことんまで発揮させられるのであります。世の中の廃物と思われている重い神経症の患者までも、先生の手にかかると生れ変ったように元気で、社会に調和できる人間になり、重要な役割を果たすことができるようになります。これも先生が、神経質者の中にひそんでいる値打を発見されたからこそ、できることだと思います。

森田　この間、町の荒物屋で安い箒《ほうき》を見つけて四本ばかり買ったところ、主人が〝おとどけしましょう〟といいます。私は断って自分で持って帰りました。自分で持てる程度の品物を店の人にわざわざ家まで持ってこさせるのは、労力をムダに使うことになりますから、人に頼んだりしないのでありります。箒など持って歩くのはみっともないという人もありますけれども、私はどこまでも実際主義ですから、みっともないなどとは思わないのであります。

山野井　私も入院しているとき、先生のお宅で、何でも物を大事になさるのにおどろきました。顔を洗った水もそのまま捨てずに、バケツにためて盆栽にやったり、表の道路の打水につかったりするのです。米のとぎ汁は油のついた皿を洗うのに使います。また反古紙は六、七種に分類してそれぞれの用途にあて、全く用に立たぬものは飯炊きの燃料にします。入院しましたおかげで、私もいつの間にかそんな傾向になり、家では紙屑で飯を炊いています。飯を炊くヘッツイを買うと五、六百円もしますから、自分でこさえました。紙屑で飯を炊くのは、けっしてガス代を倹約しなければならないという理屈からではなく、ただ物そのものがもったいなく、捨ててしまうのが惜しいからであります。水道なども、以前はジャージャーやっていましたが、いまは水そのものをムダにするのがもったいないから、倹約して使います。

森田　私のところでは皆さんもご承知のように、外来患者の住所姓名などを書くのに、反古紙からより出したものを小さく切って使っています。ある病院では、金ぶちの紙をつかっているということです。私のところの診察料はかなり高く、相当の体裁をととのえてよいのにこの反古紙を使うのは、一般の人から見るとひどく矛盾しているように思えるかもしれません。しかし、いまの山野井君の話から想像してもおわかりのように、私自身は少しも矛盾を感じないのであります。

山野井　先生のお宅では、買物の包装やヒモなども捨てないで保存しておき、いろいろに使用されます。私も真似てやってますが、たくさんたまって余るようになると、田舎の家に送ってやります。

先生は、お身体がわるいときなど、寝床にお休みになったまま書きものをなさることがあります。私も真似てやってみましたところ、すぐできるようになりました。

調和と不調和

佐藤　昨夜は病院の近くに火事があって、終夜眠りませんでした。それで今日は熱でもあるような気持で、頭痛がして形外会に出席するのもいやでしたが、思いきって出かけたら、電車の中で本を読んでいるうちにかえって気持がよくなり、頭痛もなくなりました。

じつは私も赤面恐怖症ですから、こんな多人数集まっている場所で話をするのはどうも具合がわるい。しかし、こうして思いきって立ってみると、それほどでもなく、どうやら話もできます。これはみな調和ということのためでありまして、私が家を出たり、ここに立ったりしたことが私を精神緊張の状態に置くからであります。「皮切り」という言葉がありますが、外科の手術でも皮膚を切るときだけが痛く、その後は何ともないものです。熱いお湯に入るときもちょっとはじめがつらいだけであります。

神経質のいろいろの症状に悩んでいる人にとっても、この「皮切り」が大事で、ちょっとはじめに思いきってやって見れば、何でもなくできることがわかるのであります。皆さんは森田先生の気合を受けて、実行することが第一に必要であると思います。

森田　佐藤君のいった「調和」ということについて説明します。佐藤君はいま、家にいたときは頭が痛かったが、電車に乗って気持がよくなったのを「調和」といわれました。しかし、今日の佐藤君の場合は熱がなかったからよいけれども、もし流感か何かにかかってそのために頭痛がするのであれば、寝ていると「調和」がとれて苦しさが少なく、外に出ると「不調和」になり、頭痛ははげしくなるのであります。つまり「調和」というものは、自分の身体の状況、周囲の環境、活動の状態の関係の間にあるのであって、何でも活動し、外気に当たればよいというわけではありません。

神経質者にはよく、身体の熱感を訴える人があります。検温してみると平熱です。それは単に、神経性に違和の感がある、というまでのことであります。こんなときには外に出て活動することによって調和が得られるけれども、患者は病気を恐れるために、家の中に閉じこもり、安静にしていて、ますます「不調和」になるのであります。一方、肺尖カタルなどで微熱がある場合には、安静にしなければならないのであります。

また、簡単な座談のときには、坐って話をした方が調和がとれますが、こんな多人数集っているところでちょっとまとまった話をするときには、坐ったままでは精神の緊張がなくて調和がとれません。一度立ち上がると、いわゆる背水の陣を布いたことになって、後へひくわけにはゆきません。のっぴきならなくなって、中途で話をやめたり、切れ切れの話をするわけにもゆきません。このような精神緊張の状態になるので、いろいろのことを思い出しもすれば、話の順序も立つのです。つまり座談にたいしては坐る態度、講演にたいしては立っている態度が適当であります。

また、心悸亢進恐怖の患者は、家人からいたわられたり、寝ていて氷嚢をつけたりするとますます悪くなりますが、ひとり電車に乗っていて誰も助けてくれる人のないときには、はじめて精神が緊張して「調和」の状態が得られ、発作はけっして起こらないものであります。それと反対に、本ものの心臓衰弱の場合には、まったく安静にしていなければ「調和」がとれないで、生命の危険を生ずるおそれがあるのであります。

大疑があってこそ大悟がある

増田（学生）　よく先生が心機一転ということをいわれます。心機一転とは、手のひらをかえしたように神経質の症状が治ることだと思い、私もそうなりたいと念じていろいろ努力してみましたが、いまだにそのような心境を経験することができません。いままでは、迷いながらやっているうちに、しだいに心の持ち方が変るのだろうと思っていますが、いかがでしょうか。

森田　心機一転とは急に一変することです。たとえば私どもが町を歩いているとき、方角をまちがえることがあります。ところが、一定の場所へゆくとハッと正しい方角がわかる。たとえば、両国橋の見えるところにくると、いままで方角をまちがえていたのが急に正しくなります。すでに一転したのちには、もとのまちがった方角の観念にもどろうとしても、もはやそれは不可能であります。このような方角の感じの変化するときの心境から、心機一転ということを考えるとわかりやすい。理屈で考えてはいけません。

浦山（会社員）　私は入院中、起きて五日目に、いままで自分がひっかかっていたことが、急にポカッとわかりました。つまり心機一転したわけですが、このように一転する人と、しだいにいつとはなしに悟る人とあるのは、その人の素質によるのではないでしょうか。

森田　機会です。わけなしに誰でもできるものではありません。それはちょうど、卵が孵化するようなもので、時節が到来しなければなりません。窮達といって、せっぱつまって頓悟《とんご》することがあります。また「大疑ありて大悟あり」というように、いろいろと迷い悩み、苦しんだ人でなければ一転はおこりません。生死の問題や人生問題をつきつめて考えたことのない人に、心機一転のおこるはずはありません。ここまでつきつめてくれば、素質ということも関係しますけれども、素質はよくても苦しみ抜いたあとでなければ、心機一転の心境を経験することはできません。

神経質者の経験する心機一転の普通の場合は、内向的な心が外向的に一転することでありましょう。それはたとえば、いままで足元ばかりを見、また自分の勇気の有無ばかりを考えてどうしても渡ることのできなかった丸木橋を、捨身になった拍子に、前の方ばかり見つめてスラスラと渡ってしまったときのようなものであります。

浦山君が心機一転したのは、私のいうことと妻のいうことと反対であったことについて、疑問と不満とをもっていたところに、私の親戚の禅僧が来会わせて、「それはそのままおとなしく両方のいうことを聞いて実行すればよい」といわれたことからであります。

家内は〝盆栽に水をやるように〟という。私は〝やってはいけない〟という。この「せよ」と「いけない」という言葉の上の対立にとらわれて、疑問と不満をおこし、実際を見ることができなかったのであります。言葉にとらわれているために、同じ盆栽でも水をやることとやっていけないこととは絶えず変化するもので、その両方に正しい意味がある、ということに気がつかないのであります。両方のいうことを素直に聞いて実行してみれば、すぐわかることであります。

浦山　その心機一転したとき、はじめて「無所住にしてその心を生ず」ということがわかりました。どうしていままでこんなつまらぬことにひっかかっていたのか、とわれながらおかしく思いました。しかしそのときはまぐれ当たりかもしれぬと思って発表しませんでした。成績のわるい自分がこんなふうになったのは、悟りではなくて陶酔かもしれぬと思ってだまっていました。そのうちだんだん自信がついてきましたので、日記にそのことを書いて先生にお目にかけたのであります。

しかし、私の心機一転はまだ初歩であります。その証拠にはこんな経験があります。退院してから、とても元気がよくなって仕事もバリバリやれますし、禅の本など読むとよくわかります。それで、禅など大したことはないという慢心をおこしました。私の家の近所に南天坊のお弟子とかいう禅の坊さんがいました。ひとつひやかしてやれと思って出かけました。私は負けん気で、元気のよい話をしました。その人はおだやかで、おとなしい話をしました。私は山門を出たとき「やられた！」と思いました。その後、そのお寺で座禅をしました。「無」という考案をくれました。こんな考案などわけはないと思い、つぎの朝お寺に行ったとき「我見に執着しないこと」と答えましたら、「そんな理屈ではダメだ」といって、ポカンとやられました。その後いろいろやってみましたけれども、どうしてもいけません。どうも癪にさわってしかたがありません。行き詰ってしまって、「むう――」と口をついて出たその発音で、私が過去の経験にとらわれていることがわかりました。過去の経験にとらわれ、それを自慢したりしていては、進歩は止まってしまいます。先生が「日に新に、また日日に新なり」といわれる意味がよくわかりました。

森田　浦山君は私のところに二十一日間入院していました。その前に神戸の衛生病院にまる一年間入院していたそうですが、それまでにもさまざまの治療法を経験してきています。その素養と苦心があってこそ、はじめて心機一転したのであります。

早川　私の場合は、心機一転に似ていて、やはり迷いの中にあるように思われます。以前は勉強するのに騒音がじゃまになってしかたがありませんでした。ところが、ここに入院してのちには、こんどは騒音がなくては空想にふけって勉強ができないようになりました。だから、勉強するとき、周囲の騒音の有無を意識しています。もう少しやかましかったら勉強ができるのに……と思って、騒音を望むようなこともあります。やかましすぎては勉強にも相当に邪魔になりますけれども、あまり静かだと、やかましくなさすぎることが気になって勉強ができません。

森田　早川君は、どこまでいっても理論、見解を立てることを捨てないからおもしろい。それが早川君のあるがままであるからそれでよい。見解を捨てなければいけないといえば、その捨てる工夫にとらわれる。「信心は義なきを以て義とす」と教えれば、義すなわち理屈をなくしようとして苦心する。私どもは物に当たり、事に当たって、疑い、理屈を考えるのが本来性であるから、理屈をなくそうとするのは不可能なことであります。

私がいうのは、理屈を考えることをなくすのではない。ただ理屈を口に出していうことをやめさえすればよい。理屈をいうことをやめて、しずかに物を見つめさえすればよい。しかし早川君の場合困ることは、私のいう言葉どおりを実行して、一時間でも二時間でもただ立って目をその方に向けているというだけでそれを観察するということができない。物が目に見え、感じが起こるようにならないのであります。

先日も某君に、ある花を枯らさないようにと頼んだところが、その人は私の言葉を従順に実行するつもりで、朝に夕に水をやっている。花は咲き終り、その茎は枯れて藁のようになっても、まだ気がつかないのであります。見つめるという言葉にとらわれて、草花そのものがよく見えず、枯れたものと枯れないものとの区別すらできないのであります。

ほんとうの人間味

大場　私は赤面恐怖で苦しみましたが、入院してすっかり治りました。治ったのちと治らぬ前とでは、私どもの自然の行動の上に大きな変化があるということをお話ししたいと思います。

三年ばかり前のことですが、私は丸の内の電気局に勤め、中野に下宿していました。その家には、自動車の運転手の夫婦と、小学生の子供が二人、それに奥さんの妹さんが住んでいました。私がそこへ引越して間もないある日のこと、私が役所へ出かけようと二階から降りてくると、下の部屋で奥さんが苦しそうにうなっています。「どうしたんですか」といって障子をあけると、おどろいたことに奥さんがまさにお産をしようとするところでした。妹さんも外出しており、家には子供二人だけでどうすることもできません。放っておくわけにもゆかず、隣の人にたのんで産婆さんを呼びに行ってもらい、私は馴れない台所に入ってお湯をわかしたりしました。そのうち産婆さんもきて、どうやら無事にお産もすみました。私はその奥さんの主人に電話をかけたりして、いろいろ世話をした上、自分の勤先には遅刻して出勤しました。

その後、奥さんは結核の気味があって、どうも産後の肥立ちがよくありません。赤ん坊は他人に預け、奥さんは入院するとか何とかしなくてはならない状況です。しかし主人は経済的余裕がないためか、どうも要領を得ません。私は見るに見かねて、いろいろ奔走したあげく救世軍の病院に入れることになり、主人は勤めを休むわけにゆかないというので、私がその病人をつれて入院させてやりました。その病人は妹が世話するのが当然ですが、姉とは仲がわるくていっこうに世話をしません。気の毒なので、人から誤解を受けるおそれもありますけれども、しかたなしにときどき行っては世話してやりました。そのうちに、主人は召集されて入営してしまいました。私はほかの下宿に引越してしまえばよいようなものの、私が引越したあとがどうなるかと気がかりでならず、ついつい病人や子供の世話をつづけることになりました。二人の子供もすっかり私になついて、可愛くなりました。それから一、二カ月たって、病院から病人が危篤だという電報がきました。行ってみると、その日の朝に亡くなったということでした。世話してくれる親戚もいないので、私が主人やその他への通知から、死体の処置から、何から何までやらなければなりませんでした。

口でいうと簡単ですが、四月から八月まで四カ月の間、ずっと病人の世話をすることは容易ではありませんでした。近所の人からは、その奥さんに対して私に何か野心でもあるように思われたらしいけれども、事実はそうではありませんし、気の毒なありさまを見ては捨てておけず、とうとう最後までやりとおしました。そのために、人が死んだときの手続きなどもおぼえて、その後は役所の人が死んだときなど、いろいろ役に立ちました。

もし私が、神経質の治っていないときであったら、自分の都合ばかり考えて、けっしてこんなことに手出しはしなかったろうと思います。

森田　おもしろい話でした。私がいつもいう「純なる心」から出発することによって、そこに本とうの人間味が現われてくるのであります。宗教的、あるいは道徳的な理屈は少しもいりません。宗教、あるいは道徳による場合には、「神のために」とか、「人道のために」とか、何かの「ために」するところがあるけれども、純なる心から出発するときには、少しも「ために」とするところがありません。それがほんとうの宗教であり、ほんとうの道徳であります。「ために」するところがないから、人から誤解されることをおそれず、報酬がなくとも満足なのであります。

家庭を温かくするには

山野井　ある青年の神経質を治すために、その親が早く家庭をつくらせたらよかろうと思って結婚させましたところ、その家庭が非常につめたく、少しも新婚らしい温かさがないということであります。私に相談にきましたけれども、これはなかなかむずかしい問題です。私はしかたなしに返事をしてやりましたが、「それは、結婚した以上はそのまましばらくしんぼうするように、また勤め先から家に帰ったときには、少しぐらい不自然でもよいから、たまには歯を出して笑顔を見せるようにするとよい」ということであります。こんな教え方でよろしいでしょうか。

森田　それはたいへんよいことで、笑顔ができればそれにこしたことはないけれども、しいて笑顔をするということは、ウソをいうのと同じように、なかなかむずかしいものであります。もちろん、平気でウソをいう種類の人はべつですが、神経質者は生真面目であるから、この種の人にはなかなか思うようにできないものです。

だから、このような場合には、「自分は不気嫌で気むずかしいわがまま者である」ということを自らも自覚し、人にもそれを認めさせ、その結果として人に嫌われ、うるさがられてもしかたがないと覚悟し、男らしくその応報を受けさえすればよいのです。けっして、自分だけに都合のよいように考えてはいけません。たとえば、「自分はこのような性質だけれども、悪意はないのだから人は大目に見て、自分をゆるしてくれるべきである。人は自分の正直であるところなどを認め、理解してくれるのが当然だ」などと、自分勝手なことを考えてはいけません。人に嫌われてもしかたがない、とはっきり覚悟を決めてしまえば、そのときはじめて家庭でも、また職場でも、笑うのも笑わないのも自由自在にできるようになり、自然の人情味がにじみ出るようになるのであります。

また、南無阿弥陀仏を唱えることでも、手軽にウソのいえる人はべつとして、神経質者の場合は阿弥陀仏というものの実証をもとめ、自分でよく納得できたのちでなければ、なかなか口から念仏をもらそうとしません。それはまさに、強情張りといってもよいほどです。私自身もかつてはその通りで、大学一年のとき真宗の村上専精博士のお宅にゆき、「どうすれば信仰が得られますか」とたずねたことがあります。それに対して先生は、「南無阿弥陀仏を唱えよ」といわれました。しかし私にはそれがなかなかできませんでした。三十何歳かになってから、ようやくその意味がわかりました。そして今では、南無阿弥陀仏を唱えることも唱えないことも、笑うことも笑わないことも、時と場合に応じて自由自在にできるようになりました。

さて、おもしろいとか、おかしいとか、ありがたいとかいう感情は、対象ないしは原因があって、その反応としておこるものでありますが、そのときにはそれ相当の表情ないしは行動がおこります。すこしおかしければ微笑し、大いにおかしいときには腹をかかえて大笑する、といったような具合です。ところでこの関係を逆にして、歯を出して笑うとか、南無阿弥陀仏を唱えるとかすれば、そこに愉快とか敬虔《けいけん》とかの感情が発現してくるものであります。なぜならば感情という精神現象と、それと同時におこる身体的な表情とは、じつは同一事実の両面であるからであります。たとえば、急に下腹がへこみ、アッといって呼吸が止まるという現象が、そのままビックリであって、それがそのまま「驚き」という精神現象でもあります。だから愉快になりたい人は笑えばよく、信仰を得たい人は南無阿弥陀仏あるいはアーメンを唱えればよいのでありまして、きわめて簡単なことであります。

酒をやめるには

関谷　先生、酒をやめる工夫はないものでしょうか。
宇佐（医師）　それがいけません。つまり体験によるほかないのです。
関谷　では、酒飲みはそういう体験をもたなければ、酒をやめることはできませんか。
宇佐　まあ、そうです。私のところに、アルコール中毒と、神経質を持ち合せた人がやってきました。アルコール中毒の症状としては、あとから人がついてくるように思われる幻覚がありました。それをうち消すために、風呂に行くにも、便所にゆくにも、酒をもって行って飲むというふうでありました。ところが、私のところに入院して酒を禁じられ、苦しい思いをした結果神経質症状も治り、アルコール中毒も治ったのであります。いまは来客のときのほかは酒は飲みたくないそうです。つまり、それは体験をもたなければ、なかなか治りにくいものであります。
高橋　私は酒は飲みませんが、煙草は吸っていました。先生は体験によらなければやまらないと申されましたが、自覚によってもやまると思います。私はある医者から「あなたのような体質の人は、煙草をやめなければやせる」といわれて以来、仁丹をかじったり薄荷パイプを吸ったりして、とうとう煙草をやめてしまいました。
宇佐　私のいう〝体験〟は、あなたのいわれる〝自覚〟と同じことですよ。つまり、あなたの場合は、これ以上やせてはこまるという気持から、簡単に解決がついたまでのことです。いわゆる〝頓悟〟であります。しかしあなたのは煙草にたいする執着も弱かったものと思われます。悩みをもつ人が、みんなあなたのような人ばかりだったら、お釈迦さまも骨が折れなかったことでしょう。

森田　私の医局では酒は飲みたい者だけが飲むことにして、けっして人にすすめたりしません。飲みたい人に飲むなといったことは一度もないけれども、それでも酒はしだいにやまってきています。酒飲みは、やめよう、やめようと思いながら、ついつい飲むものであります。そういう事実を認めなければなりません。飲むまいと思っても飲まずにいられないのが酒飲みであります。それを〝自分は意志薄弱である〟とか何とか、理屈をつけるのがいけません。事実を事実として認めればよろしいのであります。酒を飲みたいのは主観的な事実であり、酒は有害であることは客観的な事実であります。この両方の事実をべつべつにハッキリ認めれば、けっして暴飲にはならないものであります。この両方の事実をウヤムヤにして、いろいろの理屈をつけて自分の心をラクにしようとするから、かえってまちがいにおちいるのであります。

8　感情の上手な処理法

くり言をいうな

香取　先生は、このたびたったひとりのご令息、正一郎さんを亡くされました。先生のあとを継ぐといって勉強しておられたかけがえのないご令息を病魔に奪われて、先生ならびに奥様のご悲嘆はいかばかりかと思うと、胸が痛んで申し上げる言葉もないのであります。

私は告別式のとき、先生のおそばにおりましたが、納棺のときには先生も非常に悲しまれ、腸を断つように慟哭され、私どももらい泣きをいたしました。また出棺のとき門前に立って見送られる先生のお姿は悲痛そのものでありました。ところが、見送りをすませて二階に帰られたときには、もはや光風霽月《こうふうせいげつ》といったご様子で、ほかのことも話されて、まったく別人のようになられたのを見て、私は非常に感銘したのであります。こんなときに先生がどうしてこのように急変されるのか、その心境を説明していただけるなら、たいへんありがたいと思います。

森田　私が身内の者の死に遭った経験をお話ししますと、高等学校時代に叔母が亡くなり、大学卒業後弟が旅順で戦死し、その後父が七十一歳で亡くなり、さらにこんどは子供を亡くしました。身内の者が死んだときの気持は、経験しなければよくわからないことで、単なる想像では間違いの多いものであります。しかし人間は、恐ろしいこと、変ったことはそれを経験した人から聞きたいし、知りたいものです。そういう意味で、私の経験をお話しするのも、皆さんにとって何らかの参考になるかもしれません。

慈恵医大の三年生であった私の弟が戦死したときには、私は非常に悲しかった。たった一人の弟であり、私の手で一人前の医者にし、仲よくやってゆきたいと思っていたので、ひどく力を落したのであります。その後、十年ぐらいは、弟が死んだということを、どうもはっきり考えることができないのです。ひょっとしたら捕虜にでもなっていて、ひょっこり帰ってくるのではないか、と奇跡をあこがれるというふうであります。同じ年ごろの兵隊を見るたびに、そういうことを考えました。

亡くなった子供のことは、まだ思い出が生々しくて、少し具体的なことの追想になると、胸が迫ってお話しすることができません。だからいまの段階では、子供についての実感をお話しすることはできず、ただ抽象的に私の心境をお話しすることができるだけであります。

死んだ人の家にお悔みに行って、よく「死んだ人はどうせ帰らないのだから、あきらめるよりほかにしかたがない」とかいって、遺族をなぐさめようとする人があります。大きなお世話です。そんなことを知らない人がありましょうか。もはや帰らぬものと知りながらも、あきらめきれないのが肉親の者のいつわりのない気持であります。子供が当然死ぬべき病気にかかっても、親の心は最後まで死ぬとは思わず、奇跡的に助かるかもしれないと考え、一縷《いちる》の望みを捨てないものであります。また死んでしまっても帰ってくるような気がし、灰になってもまだこの世にいなくなったようには思わないのであります。もっと正確にいえば、そう思うのがあまりにもおそろしく、またつらいので、理知でハッキリと認定することをさけて、自分で自分の心をぼかしておくのであります。「死んだ」ということの意味をハッキリさせるのがおそろしくて、それを避けているのであります。

それは人間の感情そのものでありますから、「心は万境に随って転ず」というように、心の転換も早いのです。また日が経つにつれて、その悲しみもしだいに薄らいでゆくのです。小児の感情が変化しやすいのも、純なる感情のままであるからです。

私の現在の気持をいえば、たとえ自分は地獄におちても、気が狂ってもいいから、ただ子供に会いたいという心でいっぱいです。つまり私の心は、けっして自分のことに内向的に動いているのでなく、ただ一途に子供のことを思い、子供のことを悲しむだけであります。それが純情というものであります。

一方、自分の理知でいろいろと工夫し、こねまわすとき、もはや純情でなくなって、心の転換がうまくゆかないようになるのであります。若い人や、修養を心がけている人、あるいは道学者といった人たちは、「男は泣いてはならぬ」とか、「泣くのは人にたいして失礼である」とか、「人前で泣くのはみっともない」とか、あるいは「人生を諸行無常と悟った」とか、いろいろの主義や理論や片意地で感情をおさえていますが、私にはそのような主義や理論はありませんから、感情のままに子供のように泣きもするのです。それでもさすがに大ぜいの人の前では神妙にしていますが、それは自然にキマリがわるいからであって、心安い人ばかりのときには悲痛にたえきれないで泣くのです。そういうふうでありますから、泣いてしまえば感情が放電されて、心が晴れ、何ともなくなるのであります。なお、純情であっても泣くも笑うも変りやすく、あまり外聞をかまわないという点では、小児と老人は似ていますが、ちがうのは老人は多くの経験を積んで酸いも甘いもかみ分けており、またその愛情が多くの人びとにおよんでいる、ということであります。

私と私の妻をくらべますと、妻の方にはまだいろいろの理屈があります。どうすればこの悲しみに耐えられるか、これから先どうして生きてゆかれるか、などと考え、またあきらめることについてもいろいろの工夫をするのであります。そのために、悲しみにとらわれて仕事も手につかないということになります。私の気持をいえば、子供の死は当然悲しい、その悲しみをどうすることもできません。全的な、絶対の悲しみであって、そこに比較はありません。その悲しみはどうにも諦められる性質のものではありません。しかしながら一定の時日を経過する間に、悲しいままに悲しみがなくなり、あきらめられないままに自然にあきらめられるのであります。私のかねての想像では、子供が亡くなれば自分は身も心もとり乱して、とても生きてはおられないと思いましたけれども、じっさいに子供の死にぶつかってみれば、やはりなるようになってこのまま生きてゆかれ、こんなこともお話しすることができるようになるのであります。

また、亡くなった子供のことを連想するのは、日が経つにつれてその度数が減ってゆきますけれども、ときどき悲しい連想が電光のように心の中にひらめくのであります。たとえばちょっと本を読んでも、あの子が生前すばしこく器用にページを繰っていたことを思いうかべ、またラジオの落語で「懐は温けえかえ」といえばあの子が腹に湯タンポを入れていたことを思い出し、あるいは「中庸」

という本を読んで「以て後の学者に継ぐ」という言葉があるとすぐあの子が「父ちゃんの後をつぐ」といっていたことを思い出すというふうであります。私はいろんな連想が心に浮かぶままに、少しの抵抗もなくサラサラと思い流してゆきますから、すぐ忘れてしまい、思い出したことさえも気がつかないのであります。

ところが私の妻は、心安い人がくると、相手は変っても主は変らずで、子供の病気のときの治療に手抜かりがあったことなど、ああすればよかった、こうすればよかったと心残りのことをくりかえして相手に訴えるのであります。ちょっと考えると、自分の悲しみの感情がそれで放散されて、気がラクになるように思われます。しかし事実はそうでなく、くり言をいうとかえって自分の感情をこじらせるのであります。たとえば腹の立ったときに、相手に悪口、雑言を浴せ、あるいは暴力を振るえば一時は気分もせいせいするかもしれないけれども、こんどは相手を怒らせ、怨みをいだかせたことが気になり、後悔になり、同じことをくりかえすごとにますます不快で憂鬱になってゆくのであります。つまり、怒りの感情は爆発させせないで、じっとこらえている方が無難であり、安楽への近道であります。

それと同じように、死んだ子供の悲しい思い出も、相手を見つけていつも繰り返し話したのでは、そのことがますます心の中に深く刻まれて流れ去ることができなくなります。それはちょうど、悲しみの種を育ててゆくようなものであります。私のところの神経質症状の治療にあたって、頭痛や強迫観念の苦しみを人に話し、訴えて同情をもとめてはいけないと私が注意するのも、それと同じような理由からであります。

私が自分の悲しい思い出をお話しするのは、けっして人に訴えて同情をもとめるためではありません。それをお話しすることが、皆さんにとって有効であり、あるいは参考になるかどうかを吟味し、有効であり参考になると思うからお話しするのであります。ふだんはめったに亡くなった子供のことなど話しませんから、悲しみの印象がしだいにつよくなるようなことがないのであります。

香取　それについて思い出しましたが、先生の『恋愛の心理』という本に、「感情の法則」として三つのことが挙げてあります。それは、第一に感情はそのままに放任すれば、時を経るにしたがって自然に消失する。第二に感情はそれを行動に現わせば、速やかに消失し、あるいは変換する。第三に感情はそれをつづいて刺激すれば、ますます強く盛んになる、ということであります。いままでこの三つの法則の関係がこみ入っていてよくわかりませんでしたが、今日の先生のお話でよくわかりました。怒りの感情などは、第一の法則にしたがって処理した方が賢明で、腹が立って喧嘩したくなっても、がまんして三日も経てば腹立ちの感情も自然に消えて、喧嘩をする機会がなくなります。それと反対に腹立ちの感情を爆発させた場合、相手が恐れ入ってしまえば怒りの感情は発散されてなくなるわけですけれども、こんどは気の毒なことをしたという後悔の念に責められることになりましょう。また実際問題として相手が恐れ入ってしまう場合は少なく、なんだかんだとやり返すことが多いですが、そうなると新たな怒りを刺激されて止め度がなくなります。

森田　そのとおりです。つまり私どもの日常生活においては、自分や他人にとって害になる悪い感情は、それを行動に現わさずにそのまま放置して自然に消滅させるのがよろしいし、よい感情はそれをたびたび表現してそれを心に深く印象し、養い育ててゆくべきだと思います。

目的を達する工夫をせよ

八間　ちょっとしたことが癪にさわり、三、四時間たってもまだ胸が熱いような感じがします。先方にたいして文句をいうには、あまりにつまらぬことであるし、いうこともできません。腹が立って苦しいときに、思いきっていってしまえば、腹立ちがやわらぐものでしょうか。あるいは、いわない方がよいでしょうか。

森田　質問の要点は、自分の腹立ちの不快感を去るのが目的で、相手の都合とか、自分が相手から嫌われてはこまるとかいう問題には、少しも触れていませんね。まったく自己中心的な質問のように思われます。

君はその年になって、まだ思うままにいった時と、いわなかった時と、その結果がどうなったかを経験したことはありませんか。もし経験がないとすれば、他の人と少しも交渉のないただの善人でありましょう。またもし、経験していながら、少しもその結果について知らないとすれば、それは自己観察や研究心がまったく欠乏しているためで、そんな人に教えても理解ができるはずがありません。

とにかく、君の質問のしかたが根本的に要領を得ない。まだほんとうの教養ができていないためであります。

八間君は、あることに腹が立ち、それから三、四時間たってもまだ胸の中が熱いような感じがするといいます。それは、自分の腹立ちの気分ばかりに執着し、自分は腹が立たなければらくであろうにと思い、何とかして腹立ちの気分をなくそうとしてそのことばかりに心を集注するから、いつまでも腹立ちの気分が去らないのであります。腹の立つまま、しかたなしに放っておけば、「心は万境に随って転ず」というふうに、いつの間にか他の事柄に心が向かい、腹立の気分などすぐなくなってしまうはずであります。それが自然の心でありますが、神経質の自己中心的な執着がある間は、この自然の心の発動する余地がないのです。

腹が立つのはなぜか、どういう場合に腹が立つか、という疑問が起こればそれが研究、進歩の出発点であり、このときにはじめて私が教えることができます。その疑問が起こらない間は私も教えることができないし、けっして進歩はないのであります。

腹は立つべきときに立ちます。悲しいときに悲しく、痛いときに痛いのと同様であります。それは私どもの本能的な反応であります。とつぜん足もとから鳥が飛び立ったときには、ビックリします。思いがけなく柱に頭を打ちつけて、ガーンと痛かったときにはムカムカと腹が立ち、どうしてこんな不都合なところに柱が立っているのだろう、などと思います。それは、ある一定の状況にたいしておこる本能的な反応でありまして、柱に頭をうちつけてよろこび、足もとから鳥が飛び立って落着くというわけにはゆきません。腹立ちもおどろきも、私どもの作為をもってしてはどうすることもできません。ただそうあるよりほかにしかたがなく、ムリに驚かないように腹が立たないようにしようとすれば、強迫観念にもなるのであります。

子供は「おりこう」といわれれば喜び、「ばか」といわれれば怒ります。しかししだいに物心がつき、精神が発達するにしたがい、物の見さかいがつくようになれば、外界の対象のいかんによって、よろこび方や腹の立ち方がちがってきます。およそ腹立ちというものは、自分にたいして苦痛や不利益が与えられ、あるいは快楽、幸福を奪われると予想するとき、もしくはそれが現実化されるときに起こるものであります。しかしその不利益の相手が地震、雷、火事、親爺とかいうものであるときには、その力量があまりに大きすぎて、自分がいくらがんばっても、とうてい抵抗ができませんから、すっかり閉口して畏怖の情となるのであります。

また先生、偉い人、神様などがわれわれに幸福を与えてくれると予想するときに、尊敬の念が生じます。このうち神様は目に見えない想像的なものでありますから、神秘的な信仰となるのでありす。

つぎに、自分に不愉快あるいは不利益を与える相手が自分よりも弱い者で自分の力でどうにでもすることのできる場合には、度外視とか軽蔑とかの感情になります。もしこのような場合に本気で腹を立てるとしますと、その人は子供と同じような見さかいのない人であります。

いちばん腹を立てるのにふさわしい相手は、自分と互角の力量の者で、自分が奮発すれば勝ち、威嚇すればへこますことのできる者であります。その見定めがつくときに、人は腹を立て、癪にさわり、憤慨し、憤怒するものであります。もしその見定めが見当ちがいでありますならば、その人は認識不足であり、知恵がないといわなければなりません。精神病者にはもちろんその見さかいがありませんから、単なる不愉快な刺激さえあれば、誰にでも腹を立てるのであります。

なお、腹立ちのおこる事情には、外部の事情のほかに自分自身の不機嫌や下痢とか頭痛とか身体の病的な状態などさまざまの条件が関係します。とにかく、腹立ちのおこるときには、その起こるべき条件がピッタリとそろってはじめて起こるものでありまして、それを自分の都合のよいように怒ったり、怒らなかったりするわけにはゆきません。たとえば、「さあ、足元から鳥を立たしてくれ、ビックリしてみるから」といって、鳥を飛び立たせてもびっくりすることはできません。

ほんとうの修養は、この腹立ちの感情を人為的にやりくりすることではありません。腹が立つときには、ただあるがままに腹立っているより外にしかたはありません。普通の人は腹立ちの感情をなくそうとして丹田に力を入れたり、落ちつき、平気になる工夫をしたり、じっとがまんする方法を講じたりします。しかし、私にいわせるとそんな面倒な工夫は、害のみあって少しも益のないことであります。

それなら腹が立つときどうすればよいかといいますと、自分の腹立ちはそのままに持ちこたえていて、腹立ちの相手である女房、女中、あるいは同僚に対して、自分の腹立ちの目的をかならず成功させる工夫の方に全力をつくすことであります。その工夫が成功し、自分の目的が達成されれば、腹立ちは直るものです。

日本で古来戦えばかならず勝つ名将として知られているのは、坂上田村麻呂と源義経であります。義経のやり方を見ると、かならず勝つという方法がきまるまでは戦争を始めません。少々無理のようにも見えるけれども、戦うときは危険をおかし、敵の意表をついて、必勝を期するのであります。義経は理知的でありますが、一方義仲は勇将ではあるけれども気分本位で猪武者でありました。

啄木の歌に、「怒る時かならずひとつ鉢を割り九百九十九割りて死なまし」というのがありますが、これも気分本位で、鉢を割ることによって腹立ちの気分を放散することが目的であり、勝ちを制しようとするものではありません。

私の方法は、ただ必勝を期するように工夫しさえすればよいのです。普通の場合には、その工夫に努力している間に、いつの間にか腹立ち気分は過ぎ去っていることに気がつくのであります。すなわちそれによって、一方では研究が進み、一方では腹立ちの衝動に駆られて失敗することからのがれ、その上に苦痛を放散する効能があります。そこで、「心は万境に随って転ず」というように、他の刺激がくれば心は自然にその方に向って転向してゆくようになるのであります。

親爺に自分の望むとおりにしてもらうには、腹立ちをいっぺんに出してはダメで、婉曲《えんきょく》に出す工夫をしなくてはなりません。また同じ女性でも、女房と他人とでは扱い方がちがいます。他人には腹を立ててもそのまま思いきることができますけれども、妻は毎日接触していますから、少しの不快があってもしっくりゆかず、気がかりになります。そして、叱ってもなぐってもいかず、さまざまの工夫を要することになります。女中でも、ただ叱るだけではいうことをきかないようになり、また暇をとられますから、腹立ちまぎれに叱るというわけにはゆきません。こんなことを工夫している間に、人生のさまざまの研究が進んで、はじめて修養のできた人間になるのであります。

近藤（学生）　私もいまのお話と関連して少しお話しします。高等学校の友人などで心安いため、時々けなし合ったり、つまらぬことでけんかしたりすることがあります。あるとき、友人が私の留守のとき家にやってきて、借りる約束があるとか女中にウソをいって、私の蓄音機をもってゆきました。置手紙もしてなければ、翌日学校で会ったときも何のあいさつもしません。私はシャクにさわってその晩は午前二時ごろまで眠れませんでした。いろいろ考えた末、その友人にたいして詰問の手紙を出し、友人も反抗的ないいわけをして、とうとう絶交状態になりました。その後友人の方から折れて出て交際はもとにもどりましたが、いまから考えると自分のちょっとした怒りの感情から友人を失うような行為をするのは、まったくまちがっていると思います。

森田　君がシャクにさわったとき、その腹立ちをがまんし、あるいは気がよわくて、いいたいこともいわずにおれば何の波乱もなくすみます。それもよいけれども、君のように詰問の手紙を出してけんかしたことも、ますますよいことであります。なぜならば、この経験に懲りて、将来もっとよい友人を失うようなことがなくなるからであります。とかく若い間は少々きわどい経験をいろいろやることが将来のために必要であります。

世間一般の教えでは、「腹を立てないようにしなければならない」とか、「腹が立ってもそれをおさえて、勘忍しなければならない」とかいいますが、私はそんなことは教えません。私のやり方はきわめて簡単でありまして、そんなむずかしく不可能な努力を必要としません。一口にいえば、シャクにさわったときはさわるままに、「うぬ！　どうしてやろうか」と、ジリジリしながら考えればよいのです。私の郷里、土佐の武士道の戒めに、「男が腹が立ったときには、三日考えて然るのち断行せよ」ということがあります。それでよいのです。はじめのうちは憤りのために頭がガンガンして考えもまとまりませんが、だんだん落ち着くにつれて、相手はどう、自分はどう、ということが客観的にわかってきて、けんかしても得にはならないということがわかってきます。そうなるのに、半日はおろか、二時間もかからないのが普通であります。私のいう「純なる心」のままであれば、「心は万境に随って転ず」で、けっして長くつづくものではありません。もしつづくとすれば、それは当然つづかなければならない重大事件であるからであります。

あきらめられないときは

馬場（主婦）　昨年、急に夫が亡くなりましたが、他の人から「死んだ人は帰ってこないのだから、あきらめがかんじんです」とかなぐさめられたとき、私は「あきらめられるものですか。あきらめられないままに、時が解決してくれるのです」といいました。以前ならば、この人たちのいうように、「どうしたらこれがあきらめられるか、どうすればこの悲しみを忘れることができるか」と、さまざまに心を砕き、苦しんだことでありましょうが、先生のおかげでそんなことは考えなくなり、たいへんラクで、悲しみや苦痛も一番早く軽くなるように思われます。

森田　この心境が、すなわち「なりきる」ことで、全治であります。

山野井　人からなぐさめられたとき、それほどまでにいわなくとも、聞き流して「ありがとうございます」といっておればよくはないでしょうか。

森田　山野井君は馬場さんの話を、言葉で聞くからそのように思うのです。人の話は、前後の関係や、話の調子で推察することが大切です。馬場さんが「あきらめられるものですか」といったのは、相手があまり押しつけがましくいった結果であろうと思われます。

馬場　ええ、あまりくどくいうからです。おとなしくお悔みをいってくれれば、私も「ありがとうございます」といっておきます。しかし、あまりしつこくいわれると、ついそんなことをいってしまいます。夫の亡くなったとき、その悲しみを思いあきらめようとしなかったということは、不幸中の幸かと思います。

森田　私の子供も先ごろ亡くなりましたが、いろんな人がきて「おくやみ」をいいました。おくやみも簡単ならば「ありがとう」ですませますが、しつこくいわれるときには私はだまって返事をしません。返事をしないのは、それによって相手に反省させるつもりであります。それでもなお反省しないときには、馬場さんのようにいうことにもなります。

皆さんに注意したいのは、お悔みに行ったときはお辞儀のしかたも、言葉も簡単なほどよい、ということです。そして、相手の悲しみに同感し、それを思いやることが大切であります。自分で経験もないのに、当推量でいろいろのことをいうのは、大間違いのもとであります。

浦山　私は親のなくなったとき、かねて思っていたほど悲しくありませんでしたが、どういうものでしょうか。

森田　仏教の言葉に涅槃ということがあります。それは、死ぬこと、成仏することをいいます。死ぬとは生を完《まっと》うすることで、生命のつづくかぎりベストを尽したものがすなわち成仏であります。その意味で釈迦や親鸞の死は大涅槃であります。

私の少年時代に、私の妹が生後二十四日で亡くなりましたが、そのとき母は「やみからやみにやった」とかいって、非常に悲しみました。私は、何も知らぬ虫のような赤ん坊が死んだのがどうしてそんなに悲しいのだろう、と不思議に思いました。ところが、家庭をもち自分の子供ができてはじめて、その悲しみがわかったのであります。

私の子供は二十歳でなくなりました。この子供が小学校に行っているころまでは、寸時もこの子を手離すことができようか、と思っていました。ところが、子供が中学に行くようになってからは、二日三日は子供が何をしていたか知らないでいることもたびたびあるようになりました。もしこの子が、以前の手離すことのできなかった時代に死んだとしたら、この悲しみははるかに深く、強かったろうと思われます。

　このことから考えると、子供が大学を卒業し、さらに結婚して子供ができてのちに死んだということになれば、その悲しみはずっと薄くなったろうと思われます。すなわち、生命を完うすればするほど、その人の死んだときの悲しみは少なくなることと思われます。浦山君が、親が亡くなったとき、それほど悲しくなかったというのも、そのためでありましょう。

　なお、私の家でも、法事をするときにはじめのうちは坊さんを呼んでお経をよんでもらっていましたが、お経がすんだあと、商売柄とでもいいますか、あきらめのしかたや往生のことなど説教してくれるのがうるさくて、とうとう坊さんを呼ぶことをやめてしまいました。「味噌の味噌くさいのは上等の味噌でない」といいますが、医者でも僧侶でも、あまり知識ぶらない方がよいと思います。

憂鬱も自然の現象と知れ

森田　ある雑誌から、葉書で問い合せてきた問題があります。それは、「ともすれば憂鬱に、ある時は絶望的になることのある、おもしろくないこの人生をいかに生きてゆくべきか。……ともかくも、今日一日の心持を引立てる道をお教え下さい。（ある青年の手紙から）」ということであります。

　これにたいする私の答をお話しましょう。ともすれば憂鬱になる、というのですから、これは折にふれて、臨時におこる憂鬱であって、いつも憂鬱な気分にとらわれているのではなさそうです。もし、見るもの聞くものすべてが悲しみの種になり、絶えず憂鬱に苦しむというのであれば、それは抑鬱症という本ものの神経病であります。また、抑鬱性素質の人とか、生殖器病や胃腸病にかかっているときには、何の理由もなしに、ひとり憂鬱に沈むことがあります。これらは本ものの病気でありますから、それぞれ適切な治療をしなければなりません。

しかし、質問の言葉から判断すると、それは病的ではなく、普通の人の心理であります。それは、ある一定の人生観から、ある事柄に出会った場合にそれを悲観的に解釈するのでありまして、あるときにはそのことを極端に考えつめて絶望的にさえ感ずることがある、ということであります。

何かにつけて思想に走り、空想にふけりやすい青年の特徴として、一つ一つの事実を具体的に見ないで、それを抽象的に思想しようとします。たとえば父親が小使銭をたくさんにくれなかったことでも、それを事実ありのままに見ないで、父親は封建的であるとか、資本主義社会はつまらぬとか、大げさにいいたがる。父親の懐具合がわるくてたくさん金を出してやれなかったのが、何も封建性と直接のつながりがあるはずはありません。

一般的にいって、自分のいろいろの欲望が充足される見込みのないときに憂鬱になり、将来とてもダメだと想像するときに絶望的になるものであります。それと反対に、自分の欲望が満たされるような気のするときには、気が引き立ち、楽天的になります。それはちょうど雨天のときには気分がうっとうしく、晴天のときには気分がほがらかになるようなものであります。

憂鬱と楽天と、雨と晴とは、いずれも自然の現象でありますから、それを人為的にどうすることもできません。しいて、いつも楽天的で、いつも快晴にしようとするには、外界を無視して主観的に工夫するよりほかに道はありません。この工夫には、古来二通りの道があります。その一つは外界にたいして眼を閉じて一切の欲望を捨てること、もしくは一年中室内に閉じこもって、けっして外に出ないことであります。そうすれば、外が雨であろうと風であろうとどうでもよくなるわけです。いろいろの宗教の苦行とか、修行とかいうのはこの方法であります。一室にとじこもって毎日一心不乱に、南無阿弥陀仏の百万べんも唱えておれば、憂鬱にとらわれることはなくなるかもしれません。しかしそれもなかなか苦しくて、普通の人にできにくいことであり、人生の欲望を無視した邪道といわねばなりません。

他のもう一つの方法は、それとはちょうど反対に、人生の欲望をますます発揮することであります。この欲望に乗りきってしまえば、雨も風もものかは、裸でも飛び出すのであります。憂鬱も楽天もともに超越して、ともかく毎日を活動的に過ごすことができます。

しかしこの二つの方法は、いわば両極端であり、不自然で無理がありますから、人生のほんとうの道ということはできません。要するに、私どもの人生においては、苦は苦であり、楽は楽でありま す。「柳は緑、花は紅」であります。あるがままであって、自然に服従し、境遇に従順であるのが真の道であります。それが、毎日の気持を引き立てるもっとも安楽な道であります。憂鬱や絶望をおもしろくし、雨天を晴天にし、緑を紅にしようとするのは、そもそも不可能なことであって、そのような不可能な努力をするならば、世の中にこれ以上苦しいことはありますまい。私どもは腹が減れば食べたいし、腹が張れば食べたくない。いつも食べたく、しかもおいしく食べたいというのは迷妄であり、邪道であります。

9 倉田百三氏の体験を中心に

強迫観念から絶対的生活へ

(1) 理想主義の崩壊

倉田　強迫観念というものは、それ自身が非常に個人的、かつ特殊なものであります上に、求道者、芸術家、思想家としての私がかかったものでありますから、ますます特異なものであり、一口にいえば楽屋落ちになっているのであります。

強迫観念にかかるまでの私は、観照生活に生きていました。観照生活というのは、私どもの精神生活の歩みの、よほど進んだあとにくるものなのです。私にとっても観照生活は、さまざまな生活の歩みと、遍歴のあとにきたものであります。それは、私が三十三、四歳になってからで、私の生活の枢軸は、アンビションや女から離れて、人生と自然の観照の中に移されたのでした。縁の上にこぼれる光を見ただけで、私はもう恍惚状態に入るのでした。幸福になるためには、べつに何もいりません。空ににじんでいる雲影を見ても、庭におりている雀を見ても、私はみち足りるのでした。そのころ私は「あららぎ」で歌をよんでおりまして、対象をできるだけ美しく見るということが、私にとって大きな課題でありました。私はこの観照において、至奥にまで徹しようとしたのですが、じつにここに私の悲劇が生まれたのです。忘れもしません。大正十二年二月十一日の夕方のことでありました。私は藤沢の家の二階に立って、いつものように西空の夕陽を眺めていました。そのときふと私に、不思議な心境がおこったのです。すなわち、眼は西空の夕雲を眺めながら、それが心に触れてこないのです。雲の色も形も、そのままに見ながら統覚できないのです。見ていて、見ているような気がしない。これは不思議だ、と思ってよく見ると、どうしてもそのようになります。おどろいて凝視すると、ますます見えなくなります。見ていて見えない！　そこでこんどは凝視することをやめてぼんやり雲を見ていようとする。しかしやっぱり統覚できません。あらゆる方法、あらゆる心の態度をとりつくしてみても、どうしてもそのような状態から脱することができません。この観照の障害は、私にとっては生まれてはじめての、異常な、まったく予期しない経験でしたので、私は非常に恐怖しました。

そのころまで私は、意志の力によって自分の心を支配することは全然可能であって、それができないのは、ただ意志の力が弱いからにすぎない、という信念を自明なものとして肯定してきたのでありました。この信念を根拠においてはじめて、理想主義の精神は成り立つのです。それなのに、いま私はただ目前の雲を見るという日常茶飯事がいくら努力してもできない。それはまったく、私の従来の信念をくつがえすものでありまして、それは私の精神生活の基礎を崩壊させるものであったのです。まったくその瞬間に、私の二十年の生活、理想主義の生活が崩れて、私にとっては生涯の一回転が行なわれたのでした。

ところが、私の徹底癖から、同じことが睡眠についてもおこりました。私は眠ろうとして努力する。心を静かにして、眠るべきであると思う。しかしこの、心を静かにしようと努力することは、心を静かにすることではありません。したがって眠れません。「安らかに眠るべし」という当為《とうい》ならびにその努力はけっして眠りを与えるものではありません。ここでも私の理想主義およびその努力はやぶれているのです。それはわかっていても、長い間の心の習慣のためか、眠ろうとする努力をやめることができないのです。こうして私は、とつぜん不眠症になってしまいました。

ある日私は、庭先の一本の松の木を見つめていました。一本の松の木、それを如実に知覚するには、一度あらゆる細部に別々に注意しなければなりません。それからまた全体を大まかに眺め返し、つぎに全体を眺めながら同時に細部を注意することをつとめ、このようにして初めて、松の木にたいする私の凝視が行なわれるのです。しかし、おのおのの部分を同時に注意することはできませんから、一部分ずつ代る代る注意するほかはありません。こんなことをしている間に、私は松の木の全体を一度に把握することができなくなりました。そして、どんなに小さな物体でも全体と部分に区別できますから、私は机の上の小さなインキつぼさえも、その全体を把握することができなくなりました。町を歩いて八百屋の前を過ぎるとき、野菜や果物のおのおのを注意できても、店全体の光景を把握することができません。店全体を把握しようとすれば、注意の対象がありません。あるのは各部分だけだからです。全体というものの実体は存在しません。つまり私は、哲学上、数学上きわめて困難な全体と部分の関係を、身をもって解決しようとしました。私はおのずと、店のあらゆる部分を見まわすという結果になり、しかもそれはとうていできないことでありますから、けっきょくあの店は見えなかったと自覚することになるのです。工夫すればするほど障害は増してゆきました。私は部屋の中で、周囲のあらゆる物体を一つずつ見まわします。しかし、机も柱も花も統覚できません。嘆息して町にでかけると、そこには人や馬や車の行列が行き交うています。しかし、それらがことごとく統覚できないのです。苦しみ悶えながら、日が暮れるまで、物を見ては立ち、立っては考え、また歩き出すことをくりかえしました。時にはひとつところに三十分以上も立ち止まって物を凝視し、行人に怪しまれて初めて歩き出したようなこともあります。

この統覚不能によって、私の生涯の唯一の慰安は失われました。自然と人生の観照から創作のインスピレーションを与えられることは、もはや望めなくなりました。私に残された道は、自分はもう、盲目になったものと思い、盲目の芸術家としてミルトンのように、ひたすらに内に湧くものを想像によって生かしてゆくだけであります。そして一方、不眠によっておそらく急速に衰弱してゆくであろう私の身体がつづくかぎり、仕事をしてゆくほかはないのです。思えば、情けない話であります。

しかも私の苦しみは、それだけではすみませんでした。私がある対象を見てるとき、ふとその対象が動くように感じました。そんなはずはないと思って注視すると、だんだんはっきり動き出します。これは！　と思ってその動くのを止めようとすると、ますますひどく動き出して、ぐるぐる廻りをはじめました、またか！　と私は頭をかかえて苦しみました。ふと私は、この廻るのが対象でなくて、眼そのものであったらどうだろう、と思いました。すると、とつぜんおそるべき観念が念頭にうかびました。「もし、眼が眼自身を見たらどうであろう？」私は慄然とし、その瞬間つぎのような推理をしてしまったのです。「われわれが眠ることができるためには、まぶたをとじなければならない。もしまぶたがないならば、眼はいやでも物を見ないわけにはゆかないだろう。ではひとみはなぜまぶたを見ないのであろうか?」するとまぶたをとじても、まぶたの裏が見えるのです。見まいとしても、これは見ないわけにはゆきません。もうのがれる道はない! 私は永久に、不断に、何ものかを見ていなければならないのです。したがって眠ることができません。

ああ、この苦しさ。この苦しみを治してくれる人はないか、とさがしもとめているうちに、小林参三郎という人の静坐の書物を手に入れました。その本には、「強迫観念は意志の力で治すことはできないが、静坐によって治る」と書いてありました。私は京都に行って小林氏に会いました。小林氏は、「静坐で治るが、その前に機が熟さねばならないから」といって、私に臥褥療法というものを課しました。それは森田先生がはじめられた方法であることを、あとで知りました。それは密室にひとり臥褥したまま、面会、読書、談話その他一切の苦痛をまぎらすものを絶ち、窓外の庭をながめることも、時計を見ることさえも禁じて、ただひたすらに現下の苦悩に直面して、その苦痛の中に没頭させる方法でありました。その臥褥期間一週間の間に、私の苦しみは極まりました。ただあるものは眠ろうとするはからい、まぶたの裏を見ることをやめようとする「はからい」だけでありました。私は、はからいが無効であることは知りながらも、それをやめることができないのです。このようにして、私ははからうまいとつとめつつますますはからってゆき、ついに身動きのできない深間におち入ってゆきました。ついに私は絶望しました!

ところが、不思議にも絶望したその夜、私は熟睡したのであります。すなわち私は、まぶたの内部を見たままで、熟睡することができたわけであります。私は眠ることができないと絶望したとき、熟睡できたのです。私はその夜以来、睡眠については不思議な心の落ち着きを得ました。そして今日にいたるまで、まったく不眠で苦しむことはなくなったのであります。

(2)　業《ごう》の尽きるまで

こうして私の不眠は治ったのですが、こんどは耳鳴りが気になり出しました。不眠の方はもう大丈夫だ。それなら時計の音が気になるように、耳鳴りの音が気になり出したら、どうだろう、と私は思いました。すると私は耳鳴症になって、眠っているときのほかは、四六時中耳鳴りが聞こえるようになりました。耳鳴りの音はしだいにつよく、乱調子になってゆきます。ザーザーという川瀬のような音はジンジンという音になり、やがてガンガンという金属性の音になり、しまいにグワン、グワンと警鐘のような音になり、私には三千世界が音に化したように思われました。眼の場合の経験に照らしても、その音をなくすることは不可能であると思いながらも、あまりの苦しさにははからいのありったけをつくさずにおれないのは、前のとおりであります。私はやがて、ひたすらに堪えしのぼうとするようになりました。しかし、これでもまだはからいが止みきっているのではありませんでした。やっと堪えしのべるようになり、喜びにおどる思いをすると、一日もたたぬうちに、こんどは頭のまん中がジーンと鳴り出す始末です。しかし私は、ついに願っていたとおりの境地に達して、耳鳴症は立派に克服されたのでした。この体験で、私が学び知ったことは、はからいははからいの業のつきるまでは止まないこと、はからいの止むとき、そのままの忍受が具現すること、そして依然として苦しみはありながら、それが苦しみではなくなって、苦しみから解き放たれる、ということであります。

私は藤沢の家に帰って、病父の枕頭に坐っていました。父は眠っていました。そのとき私は思いました。「私はもう大丈夫であろうか、あの観照の障害はどうなったのだろう？」すると、部屋のふすまの模様が、以前のように動くように見え出しました。気のせいだと思ってもう一度見ると、ますます動いて見えるのです。心を静めて、理性と意志の力でそれが静止していることを信じようとするのですが、ダメです。そうすればするほど、動きははげしくなるばかりです。また強迫観念だ！

それからは、あらゆる対象が動揺し、回転し出しました。世界にただの一つも静止しているものがないのです。土地も畳も波のように動揺します。机上のあらゆる物体、インキつぼからペン軸にいたるまで、みんな動くのです。本を開けばあらゆる活字が動揺し、回転します。目をつむれば目の内部が動揺し、回転するのが見えるのです。それは、堪えがたいものでありました。

しかしもはや、それを避けようとする気はありません。ただ、あらゆる物象が回転するままで堪えられる日のくるのを、待つばかりでありますが、その日はなかなかやってきません。じっさい、世の中のあらゆるものがぐるぐるまわるままで堪えられるようになるということは、想像できないことでありました。しかし、それが私にとっては唯一の活路であるがゆえに、それを待ちのぞむほかに方法はないのです。

のちにはその回転が不規則運動になってきました。エジプトの彫刻をのせてある台が、不意に回転をやめたかと思うと、あらぬ方向に動き出しました。ハッと思うつぎの瞬間には、思いもよらない方向に動転します。運命に意志があって、とくに私を憎んでいるのではないか、とさえ思いました。仰向けに寝れば、天井板の木目まで不規則に回転し、机上のペン軸は腹に突き立ちはせぬかと思うほどはげしく動きます。妻が悲しみ、あきれ、はてはいら立つのも無理のないことでありました。子供にたいしては、やさしい言葉もかけられず、友人にたいしては義理の応答もとどこおる有様です。私は机のペン軸をながめているのが精一杯でありました。

しかし、このような身動きのできない苦しみも、ついに移る日がきました。昼も夜も、机上のペン軸を見ているうちに、その不規則な回転の苦しみが苦しいままに、一種のこころよさをともなうようになりました。もちろん一方では苦しいのですが、苦しいままにこころよいのです。私はついに不規則回転に堪えられるようになりました。

ひとたび回転を忍受することができるようになると、強迫観念の性質として、回転することが止まってきます。しかし、「回転が止まったか?」と人から聞かれると、「止まった」と答えることはできません。なぜなら、注意をよびおこして、回転するかどうかをためしてみると、すぐに回転がはじまるからであります。

しかし、私の強迫観念は、この勝利をもってしてもなお終ったのではありませんでした。なおつぎつぎに、いっそう複雑で困難かつ切迫した強迫観念がいくつもおこってきたのです。たとえば、計算恐怖という強迫観念では、四六時中計算することが強制されるのです。一瞬間の絶え間なく、掛けては割り、加えれば減じ、また割る、というふうです。この計算恐怖が、私の強迫観念の絶頂でありました。いかなる苦役もこの苦しさにはおよばないと思います。私はじつにやむを得ずして、必死の決心をしました。ところが不思議にも、次第に計算恐怖のあるがままに、観照やいろんなことがやれるようになりました。その後も、いくつかの強迫観念に悩まされましたけれども、同じような経路で脱却することができました。どの強迫観念も、「治す」ということは不可能であり、その強迫される事実のままを、絶対に忍受するときに、はじめてそれを乗りこえることができたのです。そして、それを乗りこえる度に、精神の新しい可能性と展望が開けてくるのでした。私の強迫観念は一定の形式、すなわち事実そのままを忍受してこれに絶対に帰一する、という方式によって克服されたのでありま す。この〝絶対的に生きる〟ということは、言葉では説明しにくいことですが、たしかにそうした生き方があるので、いわば〝無条件に生きる〟のです。この絶対的生活というものがほんとうの宗教的生活なので、それは〝生命の直接にして、端的な肯定〟なのであります。

私が受けました異常な精神の苦しみも、今はかえって甘いものとなり、自分の生命の根を養うものとして貯えられたように思われます。結論として私がいいたいことは、〝われわれは運命を堪え忍ぼう〟ということであります。

強迫観念の成り立ちと治し方

(1) 理想主義の矛盾

森田　倉田さんの強迫観念についてお話しする前に、まず強迫観念の成り立ちについて説明します。いままでの学説では、〝強迫観念は本人の不快と思う観念が、心の中に強迫性にわきおこってくるものである〟と説明し、強迫観念を何か自分以外の、観念の異物であるかのように思っていました。しかし私にいわせると、強迫観念はけっして心の中の異物ではありません。それはふだんの生活の間に誰にもおこりがちな不快な気分を、病的あるいは異常なものと思いちがえて、おそれ、心配し、それをなくそうともがくために起こってくるところの苦しみなのであります。

強迫観念の発生する条件を考えますと、その第一は事実そのものを尊重しないでいつも気分あるいは気持をアレコレと問題にする気分本位であり、第二はある機会から恐怖の衝動に駆られ、不快な気分をなくしようとしてもがくことであります。この気分本位は、また理想主義につながるものであります。強迫観念にかかるような人は、もともと自分を理想の状態にもってゆこうとあせる傾向があります。ところが、その理想というのが、その人の気分からつくり上げられた空想なのでありまして、とうてい実現できない性質のものであります。したがって自分を理想の状態にもってゆこうとすることは、不可能を可能にしようとすることになり、そこにはてしのない苦悩が生まれるのであります。そして、楽になろうとしてかえって苦しくなり、善人になろうとして偽善者になるといった具合になります。ところが強迫観念者や理想主義者は、その間の矛盾に気がつかず、自分の理想をあくまで実現可能なものと思いこんでいます。つまり出発点においてすでに間違っているのであります。私はこのことを〝思想の矛盾〟と名づけております。

さて、倉田さんの場合についてお話しますと、倉田さんの強迫観念はとつぜんおこったように見えますが、じつはそのおこるべき準備はその以前から次第に行なわれているのであります。その準備とは、倉田さんが作家としてその生活の重点を〝観照生活〟に置き、美感にひたることを念願とした、ということであります。倉田さんは〝人生と自然の観照から生ずる無限な感じに耽溺《たんでき》していた〟といっていますが、この耽溺しようとする〝気分本位〟の生活態度が、強迫観念のおこる大切な条件なのであります。美感にひたりたいという気持をどこまでもおし進めてゆくならば、しまいには世の中の事実をはなれて空想の世界に迷いこみ、醜があってはじめて美があるという相対的な事実をわすれて、〝あらゆるものを美しく見よう〟という、不可能な努力をすることにもなります。

〝西空の雲を見ていながら、見ているような気がしない〟そんな気分は頭がぼんやりしているとき、何かほかのことに気をとられているときなどに、誰にもおこる現象であります。そんな場合、普通の人は〝妙な気分もあるものだな〟ぐらいにかるく思い流してゆきますから、しばらくするとそんな気分は消えてしまいます。ところが倉田さんは〝観照し美感にひたる〟ということを自分の生活の中で一番大事なことと思っているから、そんな気分がおこると同時にハッとおどろき、〝もし観照不能になったらどうしよう、作家としての生命がなくなる〟と恐怖の衝動に駆られることになります。そして、ただどうしたら観照できるかと自分の心をアレコレやりくりすることだけに努力が集中されるから、当然雲の姿を無心に眺めるということができなくなるのであります。このような場合、静かに自分の心の動きを観察するならば、いま自分の注意の焦点は雲からはなれて自分に向けられていること、したがって雲を見ていながら見ている感じがしないのは当然であること、などがわかるはずであります。ところが倉田さんは、恐怖に駆られ、あわてふためいているから、注意は雲と自分自身の間をウロウロとさまようばかりで、普通の人のようにアッサリ思い流すこともできなければ、また心理研究者としてそうした感じがおこる原因をつきとめることもできないのであります。

(2) 事実の認識を深めよ

つぎに不眠のことをお話しますと、睡眠とは無意識の状態でありますが、眠ろうと努力することは意識の活動する状態でありますから、眠ろう眠ろうと努力する間は眠れないわけです。それではなぜ人は不眠を恐怖するかといえば、通俗医学書や睡眠薬の広告などが不眠についてあやまった説明をしており、それをそのまま信用するからであります。ある医学博士はその著書に、〝人は数日間食べなくても死ぬことはないが、数日間眠らなければ死ぬ〟と書いています。これはまったくの机上論であります。私どもは疲れてくると眠らずにはおれません。連日の強行軍のとき、兵士は歩きながら眠り、十分間の小休止にも深く熟睡するものであります。疲れれば眠らずにおれないのは、私どもの身体にそなわった自然の安全弁であります。不眠を訴える人もじつは眠っているのであります。

つぎに統覚不能の問題についてお話します。私どもは、全体と部分、たとえば家とその窓、松の木とその幹、インキつぼとそのレッテルなどを同時に注意することはできません。それは〝注意〟というものの本来の性質なのであります。同時に注意することができるかのように思うのは、注意の焦点を移動させながら得た印象を、頭の中でまとめて〝窓の多い家〟とか、〝枝ぶりのよい松〟とかいうように統覚するからであります。また私どもが映画を見るとき、画面の人物が活動しているように見えるのは、視覚の残影によって、切れ切れの写真を連続したものとして統覚するからであります。

……倉田さんは、こうした事実を知ろうとしないで、全体と部分を同時に注意しようと、ムリな努力をしたのです。それが〝統覚不能恐怖〟という強迫観念をおこした原因であります。普通の人は、自分に必要なものだけを凝視して、他のものは大まかに見当をつけて認識しているだけであります。

まぶたの裏側が見えて苦しいという強迫観念も、その出発点がすでに間違っております。倉田さんは、眠ることができるためには〝まぶたをとじなければならない〟といいますが、私どもは眼にゴミが入ると反射的にマタタキをし、眠くなれば自然にまぶたがたれます。それは私どもの身体にそなわった自然の機能でありまして、〝眠るために〟というような目的意識があってすることではありません。また、かりにまぶたの裏を見つめていたとしても、疲れてくれば自然に眠るのであります。

つぎに、耳鳴りについて説明します。私どもの身体器官は、それぞれの特性をもっているものであります。筋肉はつねに収縮しようとし、分泌器官はつねに分泌しようとします。筋肉がけいれんをおこしたり、唾液が出すぎてよだれを流したりするのも、それぞれの器官にこうした特性があるからであります。同じように、耳には音を聞こうとする特性があり、外界の音響がないときには、耳自身が鳴るのであります。だから、耳鳴りは外界の刺激がよわく、精神の緊張がつよいという条件があるときにおこるのです。この外界の刺激と精神緊張の相関関係についてもう少しくわしく説明しますと、第一に外界の刺激が精神の緊張よりつよいときに騒音と感じ、第二に外界の刺激と精神の緊張が適合調和している場合が平静であり、第三に外界の刺激が精神の緊張よりよわい場合に耳鳴りがするのであります。しかし私ども人間の器官は、外界の刺激にたいして非常に適応性のつよいものでありますから、ガンガンとやかましい音のする工場に入っても、また静かな部屋に入っても、わずかの時間でその環境に適応して、平静になるものであります。けれども、変化が急激であって、器官が新しい刺激に適応する余裕のない場合、たとえば汽車がトンネルに入った瞬間には、非常な騒音を感ずるのであります。また汽車が急に停車して、いままでつづいていた音響がとつぜんとだえた場合には、シーンという耳自身の音を聞くものであります。それはネガチブの〝無音の音〟といってもよいでしょう。

私は左の耳が重くてたえず耳鳴りがあり、聞こうと思えばどんな種類の耳鳴りでも自由に聞くことができます。しかし私は、それを聞くことも聞かないことも、自由自在にできるのであります。倉田さんもこのように耳鳴りの原理を研究すれば、事実にたいする認識を深めることができ、耳鳴り恐怖にはならないはずであります。

そのほか、いろいろの強迫観念も、根本は同一であります。不眠も、耳鳴りも、物象回転も、計算恐怖も、それを恐れ、じゃまものあつかいにしてなくそうとするから、ますますそれが苦痛となり、執着を深めるのであります。それを当然のこと、あるいはやむを得ないことと決めてしまえば、そんな感じはいつとはなしに消えてしまうのであります。求めれば世の中のどんな楽しみも楽しみでなくなり、いとわなければ人生のどんな苦しみも苦しみでなくなるのであります。

強迫観念は想像の産物でありますが、想像はつねに事実よりもおそろしいものであります。それはちょうど夢の中で盗賊に追いかけられているようなもので、主観的にはこれほど苦しいことはありません。そしてその苦しみからのがれようとしてアレコレと自分の苦しみをやりくりしても、これは「夢の中の有無は有無ともに無なり、迷いの中の是非は是非ともに非なり」であって、はてしもなく間違いを重ねてゆき、しかも自分ではその間違いに気がつかないのであります。

以上で強迫観念の本態はわかっていただいたことと思いますが、強迫観念から解脱するのに大切なことは、〝自然に服従し、境遇に従順である〟ことであります。私どものいろいろな気分は、おこるべき原因があっておこるものでありますから、それをどうすることもできません。それが心の自然であってみれば、抵抗しないで受け入れてゆくよりほかはありません。それが〝自然に服従する〟ということであります。また強迫観念の苦しさのために、会社や学校を休んだり、やめたりしてはいけません。強迫観念は、禅でいうところの〝顚倒夢想《てんどうむそう》〟の世界に迷いこんだものでありますから、それを現実の生活にひきもどすのには、それぞれその人の置かれた境遇にしたがい、毎日の仕事あるいは勉強に全力をつくすことが必要であります。

さらに進んでは、私ども人間の心は、いかなる条件、事情によってどのように動くものであるかということを観察する修練を積むことが大切であります。つまり、目前の快、不快にとらわれて、不快を除こうとして自分の心をやりくりするのでなく、自分の心をそのあるがままの姿において観察するのであります。そうすれば人間の心というものにたいする正しい認識を得ることができ、迷妄にとらわれることはなくなります。それを一口でいえば〝破邪顕正〟ということであり、強迫観念という邪想を打破すれば、それだけで自然の正しい心が発動するようになるのであります。

なお、倉田さんは〝運命を堪え忍ぼう〟といっていますが、この〝堪え忍ぼう〟とする心構えは一歩をあやまると堪え忍ぼうとするはからいとなって、ふたたび強迫観念をおこす原因になるものであります。

運命は堪え忍ぶにはおよびません。たとえば偶然に山から石が落ちてきたとき、死ぬときは死ぬし、助かるときは助かります。忍んでも忍ばなくても、けっきょくは同じことであります。

私どもはただ、運命を切り開いてゆくことが大切です。正岡子規は肺結核と脊椎カリエスで、長い年数仰むけに寝たままでありました。そして、運命を堪え忍ぼうとはせずに、貧乏と苦痛に泣きました。苦痛の激しいときは泣き叫びました。それでも歌や俳句や随筆を書かずにはおれませんでした。その病中に書かれたものはずいぶん大部に上っており、その稿料が生活の資金にもなったのです。このように、子規は不幸のどん底にありながら、運命を堪え忍ばずに、運命を切り開いていったということができるのであります。それがほんとうの安心立命であります。

最近私のところに入院し、全治とまでゆかないうちに退院した患者がありました。その患者は、肛門のはげしい神経性の疼痛に二年間も悩まされ、その間医療に没頭し、病をいたわり、苦痛を堪え忍んでいるばかりで、まったく何もできません。講談本さえ読むことができず、私が日記をつけることを命じても日記さえもつけることができません。もしこの人が、いたずらに苦痛を堪え忍ぶ工夫ばかりしないで、苦痛を放任して少しでも自分の欲望を発揮し、何なりと手を出すようになれば、そこにおのずから運命が切り開かれて、自然に苦痛も軽快して治るようになるはずであります。

私も夜中ときどき咳《せき》や喘息の発作で苦しむことがありますが、そのときは眠ることはできないし、ひとりで堪えしのんでいることは苦しいから、寝たままですぐ読書をはじめます。そうすると、それほどの忍耐なしに、いつの間にか発作がおわり、眠りを催すようになってくるのであります。この「本が読みたい」というのは知識欲の発動であり、それは食欲と同様死ぬまでなくならないもののようであります。

肉体的苦痛は克服できないか

世良（学生）　先日、倉田百三先生のところに行ったとき、倉田先生が〝強迫観念のような、精神的の苦痛は精神力で克服できるが、肉体的の苦痛はなかなかそうはゆかない。たとえば、拷問されても答えずにいる、ということができないものだろうか……〟というようなお話がありました。それについて、先生のご意見をうかがいたいと思います。

森田　苦痛は苦しいという感じであり、主観的なものでありますから、精神的な苦痛でも身体的な苦痛でも、苦しいと感ずることは同様であります。どちらが苦しいという差別はありません。しかし、〝心頭滅却すれば、火もまた涼し〟といって、苦痛そのものになりきってしまえば、そこに比較もなく、表現もなく、絶対の境地になりますから、苦痛と名づけられるようなものはなくなるのであります。

しかしながら、それは麻酔薬を用いたときのように、感覚がなくなっている状態とは根本的にちがいます。もし実際に苦痛というものを全然感じなければ、われわれは自分の生命を安全に保つことはできません。感じながらもそれを苦痛と思わないのが〝心頭滅却〟であります。このようなことは、ただ体験することによってのみわかることでありまして、言葉ではいくらせんさくしても、わかることではありません。……古閑君、この痛みについて、医者の立場から説明して下さい。

古閑　このごろは医者も患者もあまりに薬物に頼りすぎる傾向があります。それで患者は精神的に少しも苦痛に堪えようとしません。痛いときにはその痛みを止めてやらなければ、患者は医者の技術を疑うようになりますから、医者もついつい妥協して麻酔薬や鎮痛剤を与えることになります。私の勤めている病院では、できるだけ薬物による害毒をさけるために、患者に苦痛をがまんするように仕向けております。すべて苦痛というものは、肉体的なものでも精神的なものでも、苦しいことに変りはないものと私も思います。

森田　痛みの理論を、少しくわしく説明してみましょう。しかし、前もって皆さんにおねがいしたいことは、理論は要するに興味の対象であっても実際そのものではない、ということを忘れないことです。

疼痛《とうつう》もしくは苦痛には、末梢神経性のものと脳中枢性のものと精神性のものとがあります。歯痛などは末梢性のものですから、その痛みを止めるのには脳中枢を麻痺させるところのモヒの注射などよりも、末梢性にはたらくアンチピリンのようなものがかえって有効です。それに、歯痛やロイマチス性の痛みや喘息発作などにモヒやパントポンなどを乱用すると、やがてはちょうど酒を飲んで酒癖がつくように、モヒ類の陶酔の気分が忘れられずに、いつの間にかモヒ中毒になるようなことがあります。

それから、たとえば腕を事故などで失った人が、ときどきもとあった指の先に痛みとかかゆさを感ずることがあります。この場合は現在指がないのですから、それは末梢性のものではなく中枢性のものであります。

それから、精神的な苦痛としては、抑鬱症という病気があります。それは脳の変化によるというよりは、たとえば胃病から心配性になり、生殖器病から悲観的になるように、全身の一般感応から反射的に精神的の苦痛、煩悶をおこしてくるものと思われます。

そのほか、同じ精神性の苦痛であって、抑鬱症のような特発的な実際の苦痛とはまたちがった、観念性の苦痛があるということを私は主張しております。それは実際の苦痛ではなく、想像的なものでありますが、本人にとっては実際の苦痛のように感じられるのであります。たとえば、人が手術されるのを見ていても、自分がズイズイと痛いように感じます。また、自分が手術を受ける場合にも、実際の手術による痛みよりも、観念の痛みの方がつよくて長くつづくものであります。

ところが、精神発達の程度の低い白痴には、観念の痛みというものがありませんから、普通の成人のようには痛みを感じないようであります。私がかつて大学の助手をしていたころに、二十四歳くらいの白痴の女について、痛みの観念の有無を実験したことがあります。その白痴女の手に皮膚病があったのでちょっと手術したのですが、そのとき患者の手をうしろの方にまわさせ、うしろの方で手術しました。患者の前には看護婦がいて、菓子や芋を患者に見せびらかしています。手術されるとき、患者の顔には苦痛の表情はありますけれども、自分の手が切られているということは知らないでいます。つまり観念的な痛みはないわけで、麻酔もなく手を切られながら平気であります。そして手術を終ると、患者はお菓子やお芋をもらって、はしゃいでいるというふうであります。もちろんこの患者も、血を見たり外科機械を見たりすれば、こわがって声を上げて逃げ出すのでありますが、目に見なければ何をされているかも知らないのであります。生後半年未満の小児に手術するときも、多く麻酔薬なしにやることがありますが、手術中にはもちろん泣きますけれども、手術を終ると同時にケロリと泣きやみます。観念性の痛みがないから、痛みの感じ方も単純なのです。

私がかねていっていることですが、神経質の苦痛は実際のものではなく、精神交互作用によって自ら増悪させたところの観念性の苦痛であります。一部の学者は前にのべた抑鬱症とこの神経質のあるものとを混同して考えることがあるようですが、もともとその本態がちがうのですから注意しなくてはなりません。

さて、〝心頭滅却〟とは、苦痛にたいする想像つまり精神交互作用をまったくやめることでありまして、苦痛そのものになりきることであります。神経質の症状はもともと観念的なものでありますから、〝心頭滅却〟によってもちろん全治するわけであります。さらにまた〝火もまた涼し〟というように、実際の疼痛でもそれを感じなくなるものであります。しかしこれは体験しなければわからないことで、言葉で教えるわけにはゆきません。

なお、この〝心頭滅却〟を医術の上に実行できる例としては、催眠術があります。つまり、催眠術によって苦痛という観念を取り去るのであります。それで小手術もできれば、痛みなしにお産をさせることもできます。歯痛などは軽度の催眠で痛みをとることができます。しかしながら、催眠術にはかかりやすい人とかかりにくい人があって、誰にでもかけるというわけにはゆきません。神経質の人はとくにかかりにくいので都合がわるいのであります。

一般的にいって、医者が患者をとりあつかう場合に、患者に、〝痛みはしかたがない、どうしようもない〟と思わせて、苦痛をそのまま忍受するように仕向けることが、心頭滅却させる方法であります。

宗教家と科学者の考え方

加藤　倉田百三先生の書かれた「自分の問題」という随想を拝見しましたが、それについて少しばかり感じたことをのべて、先生のお教えを受けたいと存じます。少しずつ、拾い読みをさせていただきます。

「私が作仏《さぶつ》というのは、宇宙と一致して生きているとの自覚に達すること、すなわちわれわれのあるがままの生を、その内容のいかんによらず、そのまま肯定して生き得ることである。自分はこの意味の作仏をもって、自分の願いとしている。」

森田療法を受けた私どもには、この言葉はわりあいによく理解できます。事実は絶対であり、〝作仏〟とはあらゆる宇宙の実在、事実を肯定することではないかと思います。それは、大肯定によって生ずる法悦とか、安心とかいう境地ではありますまいか。……さらに引用させていただきます。

「いま、ある内容の生を、たとえば火傷して苦しむことをそのまま肯定しようとするとき、われわれは思想的にその事実を肯定することはでき、また意志をもって肯定しようと努力することはできても、その肉体的苦痛の感覚をいかんともすることはできない。それはわれわれが、潜在意識的に、肉体の健在をえらぶからである。もとよりこの場合、そのまま生を肯定することは、肉体的苦痛の感覚を生じてはならないということではない。その〝苦痛の感覚ありながらの生〟をきらう心を生ぜず、その生を受けいれ得れば足りるのであるが、肉体的苦痛がすぎ去ったあとで、その生を肯定することはできても、その苦痛の中において、その生を肯定することは容易でない。拷問のうちかちがたいのも、そのためであって、もしそれをなしうる者は殉教者である。」

「そして苦痛からの解脱が可能であるという生きた証人もこれまでに二、三あったが、生来疑い深い自分には、それが偽りの証《あかし》（たとえ、意識的ではなくとも）ではないかという疑いがとれなかったが、最近にいたって有力な、信ぜずにはおられない証人を得た。その人は、自分ときわめてよく似た求道過程を経た人で、ついに純粋事実の境地に達し、その検証によって本能や潜在意識や肉体的苦痛をも克服しうる自信をかくとくしたのである。自分は残念ながらまだ肉体的苦痛克服の検証をもっていない。これが自分の不安であり、したがってこの検証を得ることが自分の現在の問題である。」

ここまでくると、私どもにはだいぶわからなくなります。この場合、「肉体的苦痛を克服する」というのは、けっきょく苦痛を感じなくなることを意味するのでしょうか。それとも肉体的苦痛はありながらも生を肯定することができる、という意味でしょうか。そのへんのところをもう少し具体的に説明していただけましたら、ありがたいと思います。

倉田　肉体的苦痛はなくすることはできません。苦痛はありながらも生を肯定し、自分のなすべきことをなしてゆく、というのが私のいう〝苦痛の克服〟であります。

何かを為そうとするとき、苦痛を打ちきって進む人を、えらい人というべきではないでしょうか。それは、私どもにとっても必要なことであります。私どもが人と討論する場合、自分には何もわるいことはなく、相手をおそれているわけでもないけれども、どうも思いきって大胆に向かってゆくことができません。

たまに、共産主義者のような者が私のところに議論にくることがありますが、そういう場合に十分太刀打できるような力を得る修養をしたいと思います。……あるときなどは、共産主義者に、顔にタンをはきかけられたことさえあるんです。

高良　苦痛は苦痛として耐えているだけのことです。むかし武士が切腹したのは、武士道ということのために、苦痛に耐えてやったことでしょう。

なお、はた目には苦痛と思われることも、本人にとってはかならずしもそうではないことがあります。首をくくると、やわらかい感覚をおぼえるそうです。また、ある人が、ライオンから飛びつかれて、まさに食われようとしたのを、友人に鉄砲で助けてもらったときの話では、そのライオンから倒された瞬間には、爽快なような気持だったということです。

私も、子供のとき高い木から落ちて気を失ったことがありますが、そのときもちょっとよい気持でした。そして、どうして、どのへんから落ちたということは、意識していないのであります。また私が山に登って疲労したとき、苦しい気持にとらわれましたが、この道のほかに近道がないということを知ったら、非常にラクな気持になりました。ニイチェは、〝最大の慰めは何も慰めがないと知ったときである〟といっていますが、そのとおりであると思います。

森田　倉田さんは、〝肯定〟という言葉をつかって話をされましたが、もともと〝肯定〟というのは否定にたいする相対的な言葉でありまして、あることがらを肯定するか否定するか問題になるような特別の場合にだけ、用いるべきものであります。たとえば太陽は東から出て西に入る、それは私どもの常識的判断であり、むかしの学者もその常識から出ていませんでしたが、それが地動説によって〝否定〟されたのであります。

しかし、私どもの日常生活において、ものごとをあるがままに見、あるがままに感ずるというときには、〝肯定〟とか〝否定〟とかいう言葉をことさらに使わなくとも、用は足りるのであります。しいて使えば、かえって迷いにおちいることにもなります。

また倉田さんは、求道者として、宗教的な立場から話をされました。それを聞いて私が感ずることは、宗教家と科学者の考え方はかなりちがうということであります。宗教家は〝人間はこうなくてはならない〟と意志的に努力する傾向があります。そういうところから、〝嫌でも苦痛を肯定しなければばならぬ〟というような考えがおこってくるのではないかと思われます。

科学者の立場からいえば、苦痛は苦しいし、努力は骨が折れるにきまっています。それは「花は紅、柳は緑」というのと同様でありまして、あるがままの事実であります。要するに、それだけのことであります。ところが、宗教家などが〝苦痛は人生にありふれたことであるから、それを肯定して苦しいと思わず、満足としなければならない〟というように考えるとき、それは〝柳は紅に、花は緑に感じなければならない〟というのと同じで、そこに私のいう〝思想の矛盾〟を生じ、強迫観念の発生条件ができ上がるのであります。

なお、肉体的苦痛について、私の経験したことをお話ししましょう。あるとき私は、横浜で中華料理を食べた直後、胃けいれんをおこして非常に苦しみました。ようやく電車に乗りましたが、腹をおさえて前こごみになったまま、どうすることもできません。……「先生、東京駅ですよ」と同伴の者に声をかけられ、ハッと気がついてみれば、いつの間にか東京に着いていました。横浜から東京までの間の時間は、じつに一瞬間としか感じられませんでした。それは、私が痛みのままになりきり、言葉をさしはさむ余地すらなかったからであります。また私は以前、肺炎をやりましたが、これはたしかに苦しいものです。いまにも死ぬかと思うほどの苦しみですが、しかし治ってしまうとまもなく忘れて、どんなに苦しかったか思い出すことすらできないのであります。

さて、苦痛というのは意識でありまして、無意識のところに苦痛はないのであります。てんかんのけいれんなどは、はたから見るとずいぶん苦しそうでありますが、本人には意識がありませんから、苦痛とはいいません。一方、わずかの時間のかるい苦痛でも、それをおそれ、たえず身をさいなまれるならば、本人にとってはその苦痛は大きいわけであります。それと反対に、赤ん坊のように痛むときだけ泣き、痛みがすぎ去ればすぐ忘れてしまうというふうであれば、その苦痛はとるに足らぬものとなりましょう。たとえば私の胃けいれんの場合でもわかるように、その苦痛が瞬間的になり、その場かぎりで忘れてしまうということになれば、それが〝心頭滅却〟ということにもなり、苦痛という意識が消滅してしまうのであります。

私のところの神経質治療の眼目も、この〝なりきる〟ということを体験させることが、もっとも大切な条件になっています。はじめの一週間〝絶対臥褥〟といって寝たっきりに寝かせるのも、またその後昼間は終日戸外に出ているようにさせるのも、患者が従来とらわれていた〝病気の治療〟あるいは〝苦痛の回避〟の手段を奪ってしまって、患者自身で自分の苦しみにたいしてどうすることもできないようにしむけるわけであります。そこで患者も、いままでの姑息なやりくりをやめて、絶体絶命になって仕事をするとき、ずいぶん早く治るものであります。

正岡子規は、苦痛に泣き叫びながら原稿を書きました。子規の場合は脊椎カリエスというほんものの病気で、七年という長い間寝がえりも思うようにできないで、寝たっきりになっていました。その間にも絶えず書くことをやめませんでした。その心境はまことに立派なものと思います。

私が自分のことについて考えてみますと、もし子規のような境遇に置かれたら泣きもしましょう。また、人のいるところではがまんもするでしょう。私が一昨年肺炎になったときのこと、ふだん酒は飲むし身体も弱いので、こんどは助からないかもしれないと思いました。それで友人の医師の広瀬君が肺炎の診断を下したとき、私はもし危篤になったらどんな気持になるかわからないから……と思って、同君に〝もしぼくが死んだら、身体を大学に送って解剖するように〟とたのみました。このときには、やはり泣き出したいほどおそろしい、いやな気持です。しかし私は、平気をよそおって、ニコニコしながら、広瀬君にそのことを話しました。私の子供は、私のその言葉をそばで聞いて、身体中に悪寒がしたということです。

泣きたいのを笑ったりして、卑怯だとか、いつわりだ、とかいう人があるかもしれません。しかし私は、心に表裏のある自分自身をそのままに認め、肯定しているのであります。私はただ、自分の心の事実を認めるだけであって、〝こうなくてはならない〟とかいう考えはみじんもないのであります。それが〝自覚〟というものであると思っています。

解剖のことも、ただ必要なことをいうだけです。こういうことは、縁起をかつぐ人が〝四〟の字をいうのもおそろしがるのとは、だいぶちがっているところでありましょう。

人間が死ぬときには、卒中のように無意識で死ぬのもあれば、衰弱しきって火の消えるように死ぬのもあります。また一般に、まだ生の力の強盛な人が死ぬときには〝死のアゴニー〟といって非常に苦悶するものであります。さて、私が死ぬときにはどんな死に方をするか、そのときの場合になってみなければわかりません。私には、宗教家や英雄豪傑のように、〝死を見ること帰するがごとし〟というような死にたいする心がけや準備というものは少しもありません。つまり私は、泣きわめいて恥をさらして死ぬか、眠るごとき大往生をとげるかわからないけれども、そのときにあたってどんな死に方をしてもよい、と思うのであります。それが私の理想を捨てた理想であります。

安心立命を得るには

倉田　私がまだ強迫観念に苦しんでいたころのこと、どうも自発的に感想がおこらず、創作力がなくてこまりました。先生にお目にかかったとき「自発的な感想がおこらないのに書くのは、自分の良心がゆるさないから書かない」と申しましたところ、先生から「できてもできなくてもよいから、とにかく書きさえすればよい。書いているうちに、感想はいくらでも湧いてくるものだ」といわれて、しかたなく書きました。いまになってみると、そのとき書いたものがかえってよくできています。その当時書いたものに「冬うぐいす」という作品がありますが、それが非常に自分の気に入っているのであります。

強迫観念の人は、自分では「よくできない、どうも困った」といっておりながら、心は非常に細かに働いていて、出来ばえもけっしてわるくないのであります。強迫観念それ自体のために人一倍苦しみながら、しかもその上に仕事がよくできるから大したものであります。

私が経験しました数多い強迫観念の中に「本を読むと、その本の文字が回転するように、またおどるように見えて苦しい」というのがありましたが、いまそのときのことを考えてみると、そのときは読む速度も、頭脳への記銘も立派なものでありました。しかしそのときはそうとは知らないで、ただ字がおどるように見えることを苦にしたのであります。私どもが読書をするときには、いろいろの想念が頭にうかぶもので、この強迫観念がなくなれば、その心のスキ間には他の雑念が入ってきて、抵抗するようになるものであります。この抵抗のつよいほど、私どもの心はさかんに働いているのであります。

私にはまた観照恐怖という強迫観念があって、庭を眺めていても松の木などを十分観照することができないと思って非常に苦しみましたが、じつはそのときは普通以上に物をこまかく、くわしく観照していながら、まだそれでも物足らぬと思って苦しんだのであります。

なお、私が「出家とその弟子」を書いたのは若いころのことで、そのころ私はまだ宗教のこともよく知らず、親鸞もよく知らずに書きました。ただ、頭の中で想像しつつ書いたのです。その後、こんな感情的なものはいけないと思い、理論方面に入り、親鸞を捨てました。その意志の力で、人間はこうなくてはならないという方向にむかって努力したのであります。それがために、とうとう強迫観念となり、さらにそれを超越することによって、はじめて親鸞がしっくりとしてきました。またそれによって世の中の事実を如実に見ること、真実と虚偽とを知り分けることができるようになりました。

私どもは、生きているそのことがよろこびであって、安心立命には思想は無用であると思います。また、人生の事実をそのままに受け入れるということが宗教なのであります。私はそうなるべき素質があって強迫観念に苦しみましたが、強迫観念になったことによって人生をよく知り、生命を肯定するようになったのであります。強迫観念の苦しみは、宗教上の修業と同一性質のものではないでしょうか。強迫観念を解くことによって、ほんとうの悟りに至るのであります。

森田　倉田さんには、本を読むとき文字が回転するように見えるという強迫観念がありましたが、最近私はそれに似た強迫観念をもつ患者を診察しました。その人は、障子を見てもそのサンがまがっているようなデコボコのような具合に見え、本を読むときも字が動くように、おどるように見えて、苦しくてしかたがない、というのです。眼科医には三人もかかったけれども、〝乱視ではない、神経衰弱だ〟といわれたそうです。その強迫観念の形は倉田さんと同様でありますが、倉田さんの方は回転して見えるようになった経路を自覚しているけれども、その患者の場合はなぜそんなことになったかわからず、ただ苦しんでいる、という違いがあります。

倉田さんの場合は、はじめある一つの物を見るときに、それと並んだもの、あるいは一つ置き、二つ置きのものが〝対《つい》〟になって同時に見えるという意識が、〝よく観照し、よく読もう〟とする自分の心の邪魔になり、そうしないように努力すればするほど、ますます物を〝対〟に見るようになります。あせればあせるほどダメで、しまいには物が回転して見える、というふうであります。

それはたとえば、鼻の先が見えてじゃまになる、見まいとすればますます見えるようになるのと同じことです。私が診察したある患者は、街を歩くときある一カ所を見れば、かならずその付近の他の物が見える。それがじゃまになり物を正確に見ることができないような気がし、また路で物を見そこなって自動車に衝突しはしないかと心配になるのです。これは自分の眼がわるいためかもしれないと思って、しまいにはある眼科医で斜視の手術を受けたそうですが、もちろん治りません。この人は、ある有名な医学博士の息子でありますが、お父さんにもその原因がわからなかったのです。このような障害は、けっして眼の異常によるものではありません。私どもがある一点を注視するときには、かならずその周囲のものも視野中に入り、おぼろげに見えるものであります。鼻の先だって、いつも見えています。しかし普通の人はそれをあたりまえのこととして、ちっとも問題にしませんから、〝心ここにあらざれば、見れども見えず〟で見えていて見えていることを知らないけれども、気にすればそれが見えてじゃまになり、苦しくなるものであります。
なお、この患者がどうしてこんなことにとらわれるようになったか、その原因にさかのぼって調べてみましたところ、顕微鏡をのぞくのに、片目をつぶらずに両眼を開いたままで見るように馴れていると便利であると思って、両眼を開けたまま見るようにしたところ、顕微鏡の中のものばかりでなく、一方の眼の方のものが見えてじゃまになってしかたがない。それをじれったく思ううちに、顕微鏡をのぞくときだけでなく、街を歩いているときでも一つの物を見ると他の物が見えて邪魔になる、というように発展してきたのであります。もちろんそれは乱視でも、斜視でもなく、単なる精神的な執着にすぎないのであります。たったこれだけのことが、従来の医学ではわからなかったのであります。

なお、おわりに宗教と科学に対する私の考えを述べておきます。もともと宗教も科学も、人間が外界に順応してよりよく生きてゆくがために生まれたものであります。つまりどちらも目的とするところは「安心立命」にあるのでありまして、過去の経験を整理して将来の方針を立て、人間がそれに従って行動するためのものであります。究極の目的では共通しているのですから、けっして互いに排斥し合う性質のものではありません。実際におきましても、科学者にも宗教心があり、科学者であって信仰に生きた人も古来すこぶる多いのであります。一方、宗教家も社会に適応して生きてゆくために、かならず科学的判断を用いるのであります。

一般に科学と宗教、判断と信念、知識と感情というように、便宜上人為的に分類して考えますけれども、実際にはけっして両者が別々に成立するものではありません。両者のどちらか一方に片寄って調和がない場合、たとえば単なる知識的判断だけではまったく感情の発動というものがありませんから、どんな行動もそこから現われることはありません。だから、実際生活には何の役にも立たないのであります。それと反対に、感情的な信念だけに片寄っているときには、感情は爆発物のようなものでありますから、いつどんな爆発的な盲動をするかわかりません。そこで、私どもの生活においては知識と感情の調和が必要でありまして、感情は知識によって盲動を制御され、知識は感情の裏付けによって実際に役立つものとなるのであります。この知識と感情の調和するところに、正信があるのであります。

私どもには、それぞれその機根《きこん》に応じて信念というものがあります。意識するとしないにかかわらず、この信念がなければ人間は何ごとも実行することはできません。しかし、この信念なるものはもともと感情によって支配されるものでありますから、つねに知識的判断によって修正開発し、日々に前進し、もろもろの迷いを去って正道に従い、強く大きく活動することに努めなければなりません。

偏狭な信念に執着しているのが迷妄であり、執着を脱したのが大信念であります。私どもは生まれつき宗教心をもっていますから、事物を正しく判断する力さえ養えば、自然に正信が得られるのであります。ムリに信仰あるいは悟りを得ようとしてあせるのは、たとえていえば船の助けなしに向う岸に渡ろうとして川の中で溺れるようなもので、彼岸に達することはできないのであります。この溺らせるものが妄念であり、迷信であります。

あとがき　―森田学説について―

私が森田博士の指導を受けてから、すでに二十余年の年月が経った。その間に、博士の業績がますますひろく国内や外国の学界にも認められるようになったのは、何よりよろこばしいことである。また、かつて神経質に悩み、博士の指導によって全治された人たちも、社会人としてますます発展し、「神経質者は優秀である」といわれた言葉の正しさを実証している。

この本は、形外会の記録を整理、編集したもので、森田学説や療法を系統的に紹介するのが目的ではない。しかし、いっそう深く知りたい人のために、「神経質」に関する博士の学説のあらましを、わかりやすく紹介しておきたい。

神経質症状がどうしておこるかといえば、その基本条件となる気質として「ヒポコンドリー性基調」があり、さらに「精神交互作用」によってその症状がひどくなり、慢性化する。「ヒポコンドリー性基調」というのは心気性、つまり病気などをいつも気にする性質のことである。病気を気にし、心身の異状を心配するのは、人間の本能である生存欲の現われで、それがなくては人間は生きてゆくことができない。ただその程度が普通よりもひどいときに特殊の精神的傾向となり、「ヒポコンドリー性基調」となるのである。

なお、この傾向の人は精神内向的で、外界の事物よりも自分自身に注意を向ける傾向がつよい。内向的であるから、自分の身体のちょっとした異状や不快な気分などにこまかく気がつき、それにとらわれ、心配するのである。だから、この気質の人は、誰にもありがちな心身の現象を、重大な病気の兆候と思いちがえて寝込んでしまったり、あるいは劣等感をおこして卑屈になり、憂鬱となり、自己中心的になり、自分のことばかり気にして人のことは考えないようになりやすい。

それならば、精神外向性の方がよいかというと、かならずしもそうではない。外向的な人は、自分のことは忘れて目的ばかりを追うので、ムリをして健康をこわしたり、足もとを用心しないためにつまづいて大失敗を演じたりする。だから人間精神の一番円満な姿は、内向性と外向性の調和がほどよくとれていることであって、どちらか一方に傾きすぎる場合に異状となり危険となるのである。仏陀の像を見ると、目を半眼に見開いているが、それは自分の内界と外界を等分に見ていることを現わしたものといわれる。このように、内界と外界の両方をよく見ることによって、われわれは自覚を深め、悟りを開くことができるのである。

つぎに、博士のいわれる「ヒポコンドリー性基調」はどうしてできるのであろうか、という疑問が出てくる。それに対して博士は、先天性と後天性の両方の要素があることを指摘している。この精神傾向は、幼児のころの養育のしかたあるいは境遇によってつくり出され、あるいは機会的な原因つまり精神的なショックによってこの傾向を助長することもあるから、かならずしもそれが先天的な素質だけによって生ずるものと断定することはできない。しかしまた一方では、何人かの子供が同じ境遇で同じような養育を受けて育ちながら、気質にハッキリした相違を生ずることがあるのを見ると、その原因を後天的なものだけにもとめるのもまちがいである。

そのつぎの条件として神経質の症状を発展させる「精神交互作用」とは、どんなものであろうか。われわれがある感覚に対して注意を集中すると、その感覚はますます鋭敏になり、つよく感ずるようになる。感覚が鋭敏になると、ますますそれに注意を集中するようになり、感覚と注意とが交互に作用し、刺激し合って、その感覚をますます大きくしてゆく。その精神的過程が「精神交互作用」なのである。たとえば、頭痛や頭のボンヤリした感じ、目まい、耳鳴り、心悸亢進、注意力散慢、不眠、胃部の不快感、疲労感、神経性の下痢便秘、腰の痛み、性的障害をはじめ、赤面恐怖、対人恐怖、どもり恐怖、不潔恐怖、読書恐怖、書痙などさまざまの症状も、その発生当時にさかのぼってよく調べると、健康な人にもありがちな普通の感覚を、ヒポコンドリー性の気分から、病的なもの、あるいは異状な現象と思いちがえて心配し、今後もそれがたびたびおこりはしないかと予期恐怖をおこし、そこから「精神交互作用」が行なわれるようになって、その感覚をますますつよめ、それに執着して、いつまでもそれから抜けられないようになるのである。

強迫観念は神経質症状の中でも複雑なものであるが、それは普通の人にもありがちな観念を、病的あるいは異状なものと思って心配するだけでなく、それをなくそう、克服しようとムリな努力をするために、こんがらかった煩悶をおこし、苦悩を増すものである。なくそうとするから、ますますその感覚や観念ばかりにとらわれることになる。言葉をかえていえば、わざわざ自分でその苦悩をよび起こし、養成し、増悪させてゆくのである。

なお、神経症に悩むようになる有力な原因として、「つよい向上欲」があることを挙げておかねばならない。心身のちょっとした異状が気になり、それを苦にし、それをなくそうともがくというのも、もとをただせばそれが自分の向上発展のじゃまになる、と感ずるからこそである。向上発展のじゃまにならなければ、大して気にとめないはずである。自分の心身を、向上発展のために一番好都合な状態にいつも置きたいというのが神経質症状をおこすような人に共通した気持なのである。

この向上欲のつよいのが、神経質者の大なる特徴であり、博士が「神経質者は優秀である」といわれるのも、そのためである。神経質の症状に苦しんでいる間は、自分を苦しめ、また家族の者を苦しめるけれども、しかし救いがたい堕落に陥ったり、傷害事件をおこしたり、あるいは自殺したりするようなことはほとんどない。向上欲のつよさがそれをさせないのである。

向上欲のつよい点において、神経質者はたしかに優秀である。しかし、神経症に悩んでいる間は、その向上欲を、社会の現実に適応しつつどうやって満たしてゆくか、という具体的な方法を知ろうとしない。つまり、社会や人間というものに対する正しい認識が欠けているために、自分の置かれた境遇に適応しつつ自分の目的を一歩一歩実現してゆくということができない。だから、職場や周囲の人たちとの間に何だかしっくりしない感じをおぼえ、孤独になり、自信をなくし、自分の内部にとじこもるようになる。しまいには、「自分は病気である」という観念にとりつかれることにもなるのである。

神経質の症状は、このようにしておこってくるものであるから、薬物や電気療法その他の対症療法によっては、一時的に苦痛を麻痺させることはできても、根本的に治すことはできない。根本的に治すのには、森田療法のようなやり方によって、再教育をほどこし、生活態度やものの考え方の根本を正してゆくことが必要である。形外会という集まりも、そういう意味において、非常に役に立ったのである。

「神経質」に関する博士の発見の焦点ともいうべきものは、神経質の症状を「客観的なもの」ではなくて、「主観的なもの」とされた点にある。博士の言葉をかりると、「神経質のいろいろの症状は、他の合併症がないかぎり、その本来性において主観的なものであって、他覚的、客観的なものではない。たとえば神経質の人が訴える目まいや頭痛などについて、その性質や特徴、程度などをくわしく、根本的に質問すると、患者は漠然とした主観的な感じをいうだけで、具体的に説明することができない。またこの種の人がほとんど口をそろえたように、「他人から見ると病人らしくも何ともないのに、自分だけ堪えがたい苦痛に悩まされる。こんな損な病気はない」と訴えるのは、その苦痛が主観的なものであって客観的なものではないという証拠でなくて何であろう」といっておられる。

この発見によって、神経質者の治療あるいは再教育に明確な出発点と方向が与えられることになった。博士の言葉によると、「通俗雑誌や新聞広告などでは、この神経衰弱の恐るべきことや、いろいろのまちがった療法が、ずいぶん立派な博士たちからも宣伝され、神経質の患者をそそのかしている。しかしせんじつめればこれはじつは病気ではないから、これを病気として治療してもけっして治らない。ただこれを健康者として取り扱えば、容易に治るのである」と明言されている。

つづめていうならば、〝神経質症はほんとうの病気ではないから、健康者として取り扱え〟ということである。まことに簡単、明瞭というべきである。もとより、それが神経質症であるかどうか、また合併症がないかどうかは専門医の診断にまたねばならない。しかし、神経質症と確定したならば、本人の訴えがどうであろうと健康者として取り扱ってさしつかえないし、また本人自身も主観的にはどんなに苦しくとも、学生ならば人並に学校にゆき、会社員ならば人並に勤めに出なければならない。それが、自己本来の向上欲に沿うゆえんであり、幸福になる道である。またそれが神経質症の苦しみを脱却するに止まらず社会人として伸びる唯一、無二の道なのである。

昭和三十四年一月

水谷啓二

著編者略歴

森田正馬（医学博士）

明治７年、高知県香美郡兎田村に生まれ、幼時は父より漢学を教えられた。青年時代は仏教や東洋哲学に興味をもち、将来は哲学者になりたいと考えた。県立高知中学、第五高等学校を経て東京大学医学部に学び、呉秀三博士の門にはいって精神医学を専攻、精神療法や催眠術に興味をもち、また迷信と妄想の研究では権威者であった。のち、慈恵医大教授および根岸病院顧問として、精神医学に新分野を開拓した。とくに「神経質の本態と療法」の発見は画期的なもので、従来容易になおらないとされていた神経質症状が博士の療法によってなおるようになった。博士自身が青年時代に神経質症状に悩んだ経験があり、それが神経質症状の本態を発見する機縁ともなった。「神経衰弱と強迫観念の根治法」「対人恐怖の治し方」「恋愛の心理」など多くの著書がある。

水谷啓二（著述家・啓心会診療所顧問）

明治45年熊本県八代市に生まれる。八代中学、第五高等学校を経て東京大学経済学部に学び、昭和10年卒業、同盟通信社記者となる。中学時代から高校時代にかけて、対人恐怖症を始めとしてさまざまの神経症に悩み、一時は学校を休学し、人生に望みを失っていた。幸運にも森田博士にめぐり会い、昭和７年に博士の自宅で家庭療法を受け、全治することができた。その後博士が逝去されるまでの６年間、博士の家に下宿して人生百般にわたって親しく博士の指導を受けたほか、慈恵医大における博士の講義は欠かさず聴講、根岸病院に診療に行かれるときもお伴をした。戦時中は一兵卒として従軍し、中国湖南省の長沙で終戦を迎えた。終戦後は共同通信社記者となり経済部長を経て論説委員となり、経済問題のほか、家庭、児童、青少年、婦人、教育、精神衛生問題などを担当した。昭和42年２月定年退職、その後は著述家として活躍するほか、啓心会診療所顧問として神経症その他心に悩みを持つ人びとの相談相手となっており、月刊の同人誌「生活の発見」を発行した。

昭和45年３月脳出血により死去。

【本書について】

本書は、一九五九年以来小社が刊行してきた『自覚と悟りへの道』の新装版です。難読の語にはふりがなをつけるとともに、明らかに誤植と思われるものは訂正しました。なお、現在では不適切とされる表現が一部にありますが、作品の歴史性を考慮し、そのまま収録することにしました。

ISBN 978-4-8269-7141-6

新版《しんぱん》 自覚《じかく》と悟《さと》りへの道《みち》

二〇〇七年 三月 二〇日 第一版第一刷発行
二〇一一年 七月 三〇日 第一版第三刷発行

著者 森田正馬《もりたしょうま》

編者 水谷啓二《みずたにけいじ》

発行者 中村 浩

発行所 株式会社 白揚社
東京都千代田区神田駿河台一—七 郵便番号一〇一—〇〇六二
電話(03)五二八一—九七七二 振替〇〇一三〇—一—二五四〇〇

装幀 岩崎寿文

印刷所 株式会社 工友会印刷所

製本所 株式会社 ブックアート